# 德行养生馆

——“最美后背”告诉你开养生馆的秘诀

何小萍／著

中医古籍出版社
Publishing House Of Ancient Chinese Medical Books

**图书在版编目（CIP）数据**

德行养生馆 / 何小萍著. —北京：中医古籍出版社，2016.11
ISBN 978-7-5152-1332-3

Ⅰ. ①德…　Ⅱ. ①何…　Ⅲ. ①养生（中医）Ⅳ. ①R212

中国版本图书馆CIP数据核字（2016）第234135号

**德行养生馆**

作　　者　何小萍
责任编辑　梅　剑
出版发行　中医古籍出版社
社　　址　北京市东直门内南小街16号（100700）
编辑信箱　407274412@qq.com　13521660464@163.com
购书热线　010-84023423（兼传真）
经　　销　新华书店
印　　刷　河北廊坊市长岭印务有限公司
开　　本　700mm×1000mm　1/16
印　　张　15
字　　数　187千字
版　　次　2016年11月第1版　2016年11月第1次印刷
书　　号　ISBN 978-7-5152-1332-3
定　　价　36.00元

# 我用生命为您的健康保驾护航！

在写完这本书的时候，我可以说是经历了大病一场，更确切地说是经历了一场人生的排毒、身心灵的排毒，热泪盈眶之外更多的是感恩。感谢这一路遇到的困难对我的磨炼，感谢团队的成员对我的不离不弃，感谢客户对我的信任……

经营何氏养生馆近三十年来，我总是每天带着团队向前冲，想尽一切办法培训好员工，以高质量的技术为客户服务，让每一个客户都能够健康快乐，但很少回头总结我及我们团队在一路拼搏过程中的一点一滴。通过写这本书，让我抽出更多的时间和精力去回忆去思考，唤醒了曾经的记忆，让我再一次走了一遍自己的创业路，那些曾经让我摔跟头的困难现在看来感觉微不足道；那些曾经给我制造压力的人现在变得可爱许多；那些曾经必须较真的事情现在不值得一提。

在我经营何氏养生这些年，我遇到的各种各样的客户多得已经数不清了，通过为她们调理身体，让我更加了解了人的身体状况，甚至看一眼就可以知道身体哪个部位出现了问题。但这不是重点，让我遗憾的是很多人从不对自己的身体负责，从不体检，一旦发现身体出现问题的时候多半已经到了很严重的地步，要想调理治疗就需要花更大的成本。所以，我建议每个朋友每年都应该对自己的身体进行一两次体检，没有问题更好，一旦发现问题应该进行及时的调理和治疗，千万不要等到病情恶化到不可控。还有一部分人总认为病痛不会降临在自己身上，于是抽烟、喝酒、熬夜，任意地折腾自己的身体，当身体出现问题时就找我们调理，即使在调理的过程中依然继续抽烟、喝酒、熬夜，这让我很生气，即使我们有妙手回春的技术，也需要患者的配合才能达到最好的效果。如果不配合，我即便有天大的本事，也难调理好你的身体，所以每个人要想拥有健康的身体，首先要自己爱护自己的身体。还有一部分人总是怀疑中医是否能够调理好身体，我们国家的中医已经传承了两三千年，造福了一代又一代人，我们何氏养生的技术也是中医技术中很重要的一部分，到目前传承了也有八百多年，也给千千万万的老百姓带来了福音。虽然中医没有西医来得快，但中医调理对人的身体更安全更有效。比如西医治病将肠子割掉一部分，病痛是除掉了，但是你想过没有，人从生下来上天给你身体的各个部位都是最合理的，割掉一部分只能是饮鸩止渴，只不过有些人反应不那么明显罢了。

在我经营何氏养生近三十年的过程中，很多养生馆、保健馆、足疗店、按摩店等纷纷开张倒闭，再次倒闭，换了一茬又一茬，我们何氏养生虽然也经历了很多坎坷，但依然坚持走到了今天，而且我们的团队越来越庞大，我们的技术越来越成熟，服务的客户也越来越多，口碑也越来越好，这让我很欣慰！

在很多场合与同行交流的过程中，他们几乎都会问我同一个问题：你是怎么经营何氏养生馆的呢？或者你经营何氏养生的秘诀是什么呢？其实，我们没有秘诀。我们的方法很简单，首先从一开始，我们就定位要做一家德行养生馆，并且在这近三十年中矢志不移地落实，另外我们用何氏养生的最核心的技术为每个客户真心实意地服务，这就是我们成功的关键，总结成一句话就是：99%的德行+1%的技术。

可是，我每次这样说大家都很糊涂，以为我故弄玄虚，不告诉真正的秘诀，其实我们干养生没有秘诀，干任何事情都没有秘诀，非得要我说秘诀，那最大的秘诀就是干每一件事情要对得起自己的良心，对得起客户。如果不讲德行，一心想着怎么挣到客户的钱，那我建议还是别开养生馆了。

正是我们秉承德行养生，才使得我们何氏养生馆能够一步步走到今天。当然德行养生不是一朝一夕就可以实现的，在这本书中，我从各个环节讲述了我们何氏养生馆是如何实现德行养生的，当然中间也讲了很多我在经营何氏养生馆的过程中外人不知道的精彩故事，还有很多发生在客户身上的故事，当然也有我在管理何氏养生中的一点心得体验，仅供参考，不周之处，还请多多提出宝贵意见！我相信读完这本书，你就了解我们何氏养生馆了，也找到秘诀了吧！

# 目　录 | CONTENTS


第一章　我们做的不是养生而是养命　001

1. 养生会馆到底怎么了？　002
2. 让每一个客户在这里找到尊重　009
3. 诚心诚意为每一个客户服务　015
4. 小富靠智慧，大富靠德行　019
5. 让灵魂能够找到自己的躯壳　024
6. “五养”成就健康长寿的生命　029

第二章　高门槛只是为了高质量的服务　033

1. 理念同频才有价值观同频　034
2. 你的第一站从厕所开始　038
3. 分辨之心太重的人我们不欢迎　040
4. 客户就是你衣食父母　044
5. 虔德的心成就你的一切　048
6. 大爱撑天，大德广行　052

第三章　没有100次的重复就没有101次成功　057

1. 重复就是最好的培训　058
2. 只有“三心”没有“二意”　062
3. 领导力：做团队德行的榜样　065
4. 严格培训只为最优的服务　069
5. 没有考核的培训等于零　072
6. “最美后背”背后的故事　075

第四章　自下而上的自我制度　079

1. 制度要保障关键岗位用对人　080
2. 员工为自己制定岗位职责和内容　083
3. 现在我才知道，曾经的我错了　087
4. 只有榜样没有制度之外的人　091
5. 爱，是一切制度的最高境界　095

第五章　自我忏悔才能够让灵魂觉悟　099

1. 我们没有惩罚只有忏悔　100
2. 忏悔中唤醒内心深处的德行　103
3. 忏悔让我们的灵魂更纯洁　105
4. 心胸越善良舞台越宽广　109
5. 感谢客户成就了我们彼此　113
6. 忏悔的力量　117

第六章　每一位客户都是我们的衣食父母　121

1. 每一刻的沉淀只为更好的服务　122
2. 捍卫每一个客户的健康　125
3. 在店是父母，出门是子女　129
4. 只想你能健康一辈子　132
5. 服务塑造品牌现象　135

第七章　团队榜样就是最好的标杆　139

1. 没有一流的团队就没有一流的服务　140
2. 德才兼备才可以成为团队带头人　144
3. 不断学习才能更好地服务　147
4. 拥有激情才能勇往直前　150
5. 团队的目标：服务好客户　153
6. 强大完美的技术合作团队　156

第八章　“根”深才可以叶繁枝茂　159

1. 何氏养生的“根”在哪里？　160
2. 感恩让我们找回“性本善”　163
3. 员工给我磕头拜年　168
4. 让感恩文化传递　171
5. 传承让我们走得更长远　175
6. 生根发芽的爱　181

第九章　99%德行+1%的技术=德行养生　185

1. 络脉通，让生命每个角落充满活力　186
2. 巧用经脉通推磁术治疗百病　189
3. 九窝通，清理人体的下水道　193
4. 七窍通，清理五脏“窗户”的污渍　197
5. 正肌术，让你的生命再次绽放　200
6. 三焦通，解决隐痛的养生之术　205
7. 360°人体机能调理法，让生命360°健康　208

第十章　我们养护每一个客户的灵魂　211

1. 一念心决定了你生活的质量　212
2. 放下本不属于自己的东西　215
3. 放慢生活节奏，让生活品质更高　219
4. 不要自己去为难自己　222
5. 换位思考让你豁然开朗　225
6. 信仰的力量　229

# /第一章/

# 我们做的不是养生而是养命


1. 养生会馆到底怎么了？
2. 让每一个客户在这里找到尊重
3. 诚心诚意为每一个客户服务
4. 小富靠智慧，大富靠德行
5. 让灵魂能够找到自己的躯壳
6. “五养”成就健康长寿的生命

# 1 养生会馆到底怎么了？

当我再次问道："你们同意我的决议，是吗？"

会议桌上的二十多人还是一片沉默，我知道大家以沉默的方式反对我的决议。我内心是平静的，可还是有些难以压制的生气，因为这些人都是我最得力的干将——何氏养生馆的中高层领导，他们不支持反而一致地反对我，这是我没有想到的。再说何氏现在已经到了不是你想不想改革的时候，而是到了非改革不可的时候了。改革中也许我们会遇到很多挫折，但一旦成功将会是跨越式前进，但是不改革只能面临着倒闭，解散。所以，摆在我面前的道路只有一条，那就是改革，无论面临多大的坎坷与阻力。

"你们都不支持是吗？那好，你们一个不支持，我就换掉一个，你们全部不支持，我将你们通通换掉。只要我何小萍在，就有何氏在，有何氏就有德行养生在。我说到做到，你们好好想想！"

我拖着有些沉重的步履走进了卧室，天不知道什么时候又黑了。

一个月前我带着我们的团队来到了平谷的这个山里，找了一家适合开会的房子，封闭式讨论，为的就是讨论总结出一种养生馆经营理念，然后再制订出执行方案，这是一个巨大的工程，因为要想完全落地必须有一套专业的流程、专业的技术、专业的理论知识、专业的服务，等等。当时，我下了死命令：如果一个月讨论不出结果，那么就在山上待两个月讨论，两个月没有结果，我们就在山上待三个月讨论……总之，直到有了结果为止。

现在通过紧张激烈的讨论，德行养生的经营理念已经确定，可是在制订执行方案的过程中却遭到了大家的一致反对，大家考虑更多的问题还是资金链的问题。虽然我承诺大家哪怕最后没有钱，我将自己的房子车子卖掉，但大家依然反对，这意味着辛苦一个月得来的德行养生经营理念，有可能泡汤。理念是一个企业能否快速发展的灵魂，我不能丢了这个灵魂。

这注定是一个无眠之夜。我还不到一岁的儿子被保姆带着住在山下的房子里，为的就是从没有离开过我的他，担心突然离开不适应，住得离我近一些，万一孩子有什么情况，我能第一时间赶到山下。还好一个月了儿子一切都还安好，我也放心了不少，但心中还是有些牵挂。

夜深人静的时候，我还是不由自主地想到了我们为此而争论了一个月的德行养生的执行方案上来了。

2003年“非典”的突然来袭，对养生行业来说是一个致命打击。仅2003年北京关闭了2000多家养生馆，到了2004年，仅一年的时间这个数字飙升到了4000多家，未来这个数字还有可能成倍递增。这让从事这个行业多年的我，不得不为养生馆的未来担心。

由于养生这个行业门槛比较低，但水很深，难免出现了很多浑水摸鱼的养生馆。有钱的人想通过开养生馆挣大钱，没有钱的人也想开养生馆挣钱。所以，他们不考虑自己是否有干净的养生环境，敬业的服务精神，有的养生馆进去之后尿盆还在屋子中央放着，苍蝇乱飞，这样的环境能够帮助客户养生吗？他们这些人只考虑将钱挣到手即可，其他的他们不管。这是对客户身体不负责任的一种态度，是拿着客户的生命开玩笑。

还有一部分养生馆没有专业的养生技术。我们生病了进医院看病，无论大小医院，都是用专业的医疗知识治病救人。而我们养生就是为客户调理病，让身体不生病，这些都是需要专业的医疗、理疗等相关专业知识。你按西医讲，是他的骨骼、肌肉、血管、神经；你按中医，是他的经络、阴阳，还有八纲辨证这些，都应该是有专业的。很多养生馆的经营者，他们不懂客户的病症归为西医类还是中医类，不懂得具体怎么调理，将自己所掌握的最为基本的“技术”挨着在客户的身上“实验”一遍，有无效果只能看客户运气了。有的甚至为了吸引更多的客户资源，采取一切手段为客户打折扣搞促销。如果是真正的好技术，需要昂贵的资金进行学习，还需要先进的设备，怎么可能出现“跳楼价”为客户服务呢？只有一种可能就是他们没有真正的养生技术，没有先进的护理设备。有些养生馆一张床，一个凳子，简单地在客户身上按摩按摩，在腿上敲敲，在背上刮一刮，怎么可能达到真正的为客户养命的效果呢？

所以，在2003年“非典”来了之后，国家加大了对养生馆的检查力度，检查是为了保护这个行业，规范这个行业，而不是取缔这个行业。这些没有专业养生技术，挂羊头卖狗肉的养生馆或者被取缔，或者自生自灭。

我觉得养生就是养命，它不仅是一份需要德行的工作，而且还是一份需要技术、需要体力的活儿，虽然2003年很多养生馆关门了，但很多从业者肯吃苦，很善良，肯努力，不怕苦，不怕累，有一颗想好的心，只要给他们方法、给他们标准、给他们德行养生馆的理念，他们都能做得很好。

2003年的“非典”虽然对我们何氏养生馆造成了一定的影响，但是更多的是给我们何氏一种改变的决心，以及提升养生技术的动力。

“非典”来了之后，大街上也没有多少人了，很多人一下班就匆匆回家了，我们养生馆的客户也减少了很多，这使得我们不得不撤掉中关村的店，与现在的这家店合并在一起。即使“非典”过后，养生馆的客户也没有多起来，这让还没有赚钱的养生馆加速了赔钱的速度。为什么说还没有赚钱就赔钱呢？1999年，我们买下了现在这个1000多平方米的房子，经过一年时间的装修，使得它成为现在何氏养生馆新的面貌，2000年正式对外营业，加上学习养生技术、设备实操培训等，当刚进入正轨的时候“非典”就来了。2003年到2004年，我们养生馆赔了700多万。

福兮祸所依，祸兮福所伏。虽然赔钱了，但是，“非典”也让我们看到了养生更大的未来。在2003年“非典”之后，我发现大家对健康和养生话题越来越重视。在这之前，当你给医生说我想提高免疫力，医生会奇怪地看着你说：你吃饱了撑的，你没有病怎么提高免疫力。但是2004年开始，客户需求的是什么？提高免疫力，增强抵抗力。这就是我们经常说的一句话，只有你与死亡擦肩而过，你才能真正体会到死亡的恐惧。

虽然这两年在做着赔钱的买卖，但是我相信这是黎明前的黑夜，黑夜很快就会过去，阳光灿烂的日子很快到来。我必须赶紧动手做点什么，于是在2004年，我注册了何氏浩生（北京）国际中医药科技研究院，重点研究如何养生，如何治未病，如何长寿，如何提高免疫力，增强抵抗力，等等，提出了健康养生的理念，并且在全国第一次提出了“真正的养生馆”这个概念。

可以说当我们提出真正的养生馆这个概念之后，一些美容、足疗、按摩店又倒下了一大批，因为他们只是简单地帮助客人按摩，治标不治本，没有办法满足客人对提高免疫力、增强抵抗力的需求。再加上这些店投入成本低、环境卫生较差，客户也不想去这个地方，怕被传染疾病。

只要有需求就有市场。客户除了有提高免疫力，增强抵抗力的需求之外，对养生馆的环境卫生提出越来越高的要求。虽然满足客户的需求需要大量的资金投入，但这都不算事儿，关键的是我们既然做养生这个行业了，客户将自己的身体交给我们了，我们就要对客户的身体健康负责任。再说当时养生市场不景气，满足客户的需求是唯一留住客户的办法。于是，我们将客户有可能接触到的各种用具，如毛巾、床单、调理过程所使用的工具等不遗漏死角地进行消毒，完全做到了一客一换一消毒。

为了进一步解决客户对我们养生环境的担忧，我们还采取了一个措施，成立了一个六人组的消毒小组，全副武装，戴着口罩、手套，每隔两小时对整个养生馆的每个角落，每个房间都进行一次喷雾消毒。当客人进店的时候，我们也要对其进行消毒，还需要测量体温。

这些都是看得到摸得着的，我们还做了一些客户看不到的事情，那就是我们经常将办公区域内，无论客户接触到的还是没有接触到都要送检、消毒。有些东西是我们肉眼可以看到的，有些东西是我们肉眼看不到的，比如细菌。这样做不仅是对我们负责，更是对客户负责。这也使得在“非典”期间虽然客户有所减少，但是减量不是很大，到2004年后半年的时候，当其他养生馆还在担心没有客人的时候，我们的客户出现了一个递增的趋势。

虽然客户在增加，但是我们的目标不仅于此，我们要为更多的人的健康服务，而且关注健康、有养生意识，一般都是那些经历多、见识广的人，他们的很多疾病是由于心理问题所导致。因此，他们不再满足身体上的服务，对心灵服务提出了更高的要求，所以我们对这些客户服务的过程，不仅需要专业的技术，还需要有高尚的德行，更需要懂得心理学知识。

虽然我们在前进、在成长，但要想快速地成长、长远地发展，我觉得我们还需要很多的东西，此刻，在我的脑海中反复出现一个词语：转型。怎么转型？怎么改变？怎么让更多的人需求我们的服务？这些问题折磨得我到了夜不能寐的地步。最后，我痛定思痛，必须琢磨出一套模式，只有模式才可复制化、标准化、流程化，才能满足何氏养生的未来发展，这套方案就是后来总结出来的：德行养生。

让我没有想到的事情发生了。

当我第二天再次走进会议室的时候，二十多人齐刷刷站了起来，异口同声地表示同意我的决议。我有些惊讶，逐个问为什么昨天态度还那么坚决，而今天却来了个180度大转弯呢？好几个伙伴声泪俱下，哽咽地说不出话来："何总我错了，之前我们虽然跟着你干，但一直站在我们自己的角度和利益考量，从没有站在您的角度考量。昨晚我们思考了一夜，我终于懂得您的苦衷了，您为这个养生馆付出了这么多，大家看在眼里记在心里，您就像对待您的孩子一样手把手将我们从什么也不懂的小孩培养成为何氏养生的高层，我们应该感恩于您才对，但由于自私心作祟，担心改革会损害到自己的利益，所以我们极力反对您，经过昨晚一夜我们想通了，在这个关键时刻，我们一定要团结，心往一起拢，劲往一起使，尤其在当下这个关键时刻，我们更应该支持你。如果我们再继续反对您，就是我们拒绝成长、拒绝专业、拒绝德行。我相信您的决定是为了何氏未来更好地发展，所以支持您！"

听完他们每个人的阐述，我顿时热泪盈眶，身上沉重的担子突然卸下来了。当我走出三天三夜没有跨出的门槛的时候，耀眼的阳光向我照射过来，我头一晕，赶紧扶着门框，但还是躺倒在了地上，我的同伴们赶紧跑过来扶我，我说别扶我，让我躺会儿。此刻，我觉得不是躺在地上，而是躺在大海上面的一片小舟之上，那么地舒服，周围一片寂静，只有海风，还有鸟鸣……

只有理念与价值观同频的人才能够一起干事业。于是，我们从平谷的山里回来的第一件事情，就是召开动员大会。

中高层领导与我的意见是统一的，但改革的落实还是要依靠员工们，他们是否与我同频很关键。当我读了改革的执行方案的时候，在座的几百名员工一片哗然，从他们的反应上可以看到，执行方案的有些东西可能目前是不利于员工的，但是从长远的角度来考虑有百利而无一害，比如定期学习、定期考核、业绩与客户满意度挂钩等。虽然我知道肯定有一部分员工反对，但我没有时间去解释，即使解释也未必能解释清楚，员工更多的是看到眼前的利益，而这个方案在短期内看不到效果，所以无论我花多少时间去解释，他们也不可能完全理解。如果员工完全理解你了，他就是老板了，还会做你的员工？所以只有先强制执行，在执行中让他们感受到这种方案给他们带来的好处。因此，我还是采用以前对待中高层的态度，我记得我当时的原话应该是："改革是板上钉钉的事实，不可改变，谁挡杀谁，见谁挡就杀谁，有一个算一个，从上到下，如果都不支持，都反对就一刀切，爱谁谁，甭废话。你不改变，你面临的只有死路一条，如果改变可能就跳跃式发展。你们看着办！"

最终，员工还是按照我们的新的执行方案来执行了，后来，绝大多数人从中获益，不仅提高了自己的服务技术和水平，提高了德行，有相当一部分人成为何氏的中高层领导。

真正去养生馆，养的是什么？其实养的就是五脏，养了五脏之后，跟五脏相关的东西都养了。所以人体有了病之后，他脏腑先有病。但是，如果没有专业的知识是不能做好养护客户的脏腑的。所以，为了提高员工的技术水平，我们经常给员工进行技术培训。这个培训包括两个方面，一方面是在本单位内部的培训，培训何氏传承下来的传统养生技术，每周一全天停下来进行专业培训，培训结束之后再进行考核，如果考核不达标，下周一继续培训，继续考核，直到达标为止。另一方面的培训就是全国各地哪里有专业的养生技术，我们不惜代价买回技术，或者花大价钱将员工送去学习。如果员工没有专业的技术，很可能伤害到客户的身体，如果伤害了身体就不再是赔钱的事儿，一辈子的良心都会受到谴责，作为带头人的我，良心受到的谴责更大。

可以说为了提高养生服务的技术水平，我不惜一起代价。2003年到2004年我们亏损了700多万，但为了让客户享受到高质量的服务，我们又花了400多万，用来买配方，买技术，人员培训，请专业的管理团队，等等。

此时，我们正常运营的资金链已经断了，为了稳定军心，我不得不私下卖掉自己的房子来维持何氏的正常开支。当然，这件事没有跟单位的任何一个人说，直到何氏养生渡过难关、转型成功、走上快速发展道路的时候，我才将这件事情告诉了大家。

如今何氏养生馆在快速地发展，我们依旧秉承德行养生的理念，争取为越来越多的人服务！

## 2 让每一个客户在这里找到尊重

在一个企业交流会中，我提到了孝道对企业发展的重要性，遭到很多同行的嗤之以鼻，仿佛觉得孝道距离我们远去很多年了，现在是新时代的新企业了，一切“向钱看”，孝道对企业的发展能够起到什么作用呢？然后，我要说的是孝道是企业发展的根基，尤其对我们这样的服务性企业更为关键，没有孝道就不会有企业的发展。

古往今来，很多人给孝下了定义。孔子曰：“能敬者谓孝”。荀子曰："从道不从君，从义不从父，人之大行也"。我们在日常生活中都希望与有孝道的人为友，这样的人办事靠谱。我们希望与我们交往的人都能够真诚坦率，言而有信，懂得礼数，有正义感，敬人敬岗，这不正是孝道的表现形式吗？这难道不是企业所需要的吗？

企业加强孝道文化建设，有利于提高员工素质，增进员工工作的激情。员工行而有姿，言而有礼，心灵纯洁而善良，有利于净化企业文化。孝道教育让员工懂得感恩，懂得知恩图报，只有这样才能够在自己的工作岗位上爱岗敬业，勤勤恳恳工作，才能够为企业创造更大的利润。一个懂得孝道的员工，他才能高质量地为客户服务。试想一个不孝敬父母的人，怎么可能用爱服务自己的客户？怎么舍得花力气为企业为社会做贡献？懂得孝道我们才能感恩父母亲，感恩企业的老板给自己工作的机会，进而以对待父母之心来服务客户，报答企业老板，报答父母亲的养育之恩。

在我们的何氏养生馆，孝道文化是我们的核心文化。我们一直提倡当客户将自己的身体交给我们的时候，我们就有责任服务好，而且就像服务父母亲那样去服务他们。只有你心中这样认为，你才愿意全力以赴，将自己所学的养生技术毫不保留地展现在客户身上。

我不得不说，我一直提倡企业必须要有孝道文化，与我小时候的事情有着密切的关系。

在我很小的时候父亲就去世了，然后我和我妈妈相依为命，一直到现在。我妈妈她是经历过"文革"的人，我父亲也是在"文革"的时候蹲过牛棚的，这可能是我小时候所有的记忆吧！因为磨难给我的家造成了巨大的创伤，我刻骨铭心，所以我记事特别早，我妈妈老说我灵性太大。从我记事开始我们日子过得很苦，尤其是我妈妈。那个时候我妈妈的年龄应该就跟我现在的年龄差不多，辛苦得不得了。

前几天我和妈妈参加一个佛会时，妈妈不由得想起了我的小时候，由于我在家里排行老小，所以我妈妈喜欢叫我老闺女。她说，我家老闺女在7岁的时候说，等长大之后，长出息了，不再让妈妈受苦，让妈妈享福。

我已经不记得这一切了，但妈妈记得很清楚！那个时候我不知道什么是幸福，也不清楚什么是享福，唯一的理想就是让妈妈不再过苦日子。

我妈妈说那个时候以为我在说瞎话，认为我就是比同龄人成熟早点罢了，当时听了挺激动的，之后就没有放在心上。

我经商比较早，虽然还在上学，可是不让妈妈受苦的理想激励着我，所以在我14岁的时候就开始挣钱了。我现在的很多学历都是我通过自己挣钱后来考取的，有的是上夜大考取的，有的是一周去两三天学习考取文凭。当上北大MBA和清华MBA时，我那个时候企业已经成熟了，所以就说学历都是后来补的，因为我也想扭过头来补我学习的梦。我就一个念头，为了让我妈妈过上好日子，就为了我说的那句话，我就一直努力着。我从14岁起，就真的是跟我妈扛家了。

我那会儿挣钱也都是我妈妈拿着，后来我挣钱了之后，先满足我妈妈的需求。14岁的时候，我对我妈说，我将来一定要在北京买一套我自己的房子，买一辆自己的车带着你满北京城转三圈，没有几年我就真的买车了。我那会儿还没驾照，但是很早已经会开车了，因为我父亲是军人，我常开军车和公安的车练手。我买了第一辆车之后，我带着妈妈在北京城转了三圈。

我开着车走在曾经辛苦过的路上，曾经辛苦掉过汗珠的路上，曾经流过血流过泪的路上，我在那些路上转了无数圈，那种成就感很多人是无法体会的。所以有人说我傲，我觉得我享受凭着自己的能力得到的东西，怎么能够叫傲呢？记得我在北京买下第一套房子的时候，我派了四五个人，每个人怀里揣着十多万到二十万元，总共八十万元，往卖房人的桌面噼里啪啦一扔，那个解气啊！我就让我妈住进去，我说妈咱们买房了，开着车就把我妈妈送进那房里去了。我妈妈那几年一直在幸福和感动中度过的，因为我们每天和每年都会变一个样，就是挣更多的钱，我妈妈喜欢钱，因为她以前受过苦，缺过钱。

其实，我妈妈小时候自己的家里特别富裕，嫁给我爸爸之后，也不知道是第几房了，她嫁我爸爸时，我爸爸正当官，所以又过的是幸福日子。“文革”的时候我爸爸被打倒了，我妈妈精神上受不了了，她就害怕了，她从小没有受过穷，文革让本来还算富裕的家庭一贫如洗，这都是小事，更严重的时候，红卫兵动不动还要拉着爸爸和妈妈去批斗，去游街，进行精神和肉体上的摧残，说实在的，妈妈没有得精神病，能够活着已经万幸了。所以，当我长大之后，每天几乎变一个样，我妈妈每天都活在幸福和惊讶中，每天在激动中度过。当看到妈妈的笑容的时候，我觉得我再辛苦都是值得的，我觉得这就是幸福。为了不断地满足妈妈，或者说我妈妈成就了我，随着我妈妈“欲望”不断提升，我为了妈妈的“欲望”需要更加努力地去奋斗、去拼搏。

那个时候没有远大的理想和梦想，也没有怎么说憧憬事业或怎么着，就是一个目标，让妈妈过上她想要的生活。

有很多人说我是女强人，其实我不是，都是想为我妈妈尽孝心的决心逼出来的，结果我自己超越了自己。

甚至在我选择婚姻的时候，我对男方唯一的要求就是有孝心。由于我爸爸过世比较早，家里就剩下我与妈妈相依为命，我如果嫁人的话，必须带着我的妈妈，如果选择一个没有孝心的男人，我的妈妈肯定受气。我结婚也晚，但是在搞对象的年龄时一直是有很多人追的，因为年轻的时候，外表也比现在漂亮，再加上那个时候，等于房子、车、钱、事业也都有，所以找爱人，我就可以挑着找。追我的人也非常多，我第一个选择就是我妈妈跟着我过能不能受气，就是这个人我hold住hold不住，找我的有当官的，有富裕的。当官的就说，你看你跟了我，你不用这么辛苦了，有钱的就说你跟了我，钱都归你管，你还挣什么钱。

但是有一点呢，我没有安全感，因为我要带着我妈嫁人的话，如果没有十足的把握，我们是两个人嫁过去，万一有了变化怎么办？所以我也有自知之明，就是我这个人hold得住hold不住那个官，hold得住hold不住已经有了财产的大富翁。我自己问了问自己，得了，我也不冒那个险。你说想不想找个当官的？真挺想的，坦白讲挺想的，但是我就因为我妈妈我必须找个踏实的。结果找对象的时候，人家都说能接受，你别说带一个，你就是带十个我都管得了，这怕什么，不就多双筷子，其实我要的不是多双筷子，要的是多一口人。

所以我选择对象的标准是我妈妈选择的，我就是要找一个能带着她一起好好过日子，过一辈子，就是这个人，能孝敬我妈妈跟孝敬他妈一样，因为我会做到孝敬他妈妈跟孝敬我妈妈一样。我不要求人家孝敬我妈妈跟他妈妈一样，但是首先要求我对你妈妈什么样，你就对我妈妈什么样。我对你妈妈一分好，请你对我妈妈一分好，我对你妈妈如果一分坏，请你对我妈妈十分坏。我就是这么坦白这么说的，也是这么要求的。结果我结婚的时候，完全就是什么都是我自己办的，没用对方管一点，房子、车，家里吃喝用的，办婚事的钱，所有的请的客，我跟对方没要一分钱，因为我怎么说的，我怎么做。只要对我妈好，我什么都不要。

但是，对我妈妈好有个标准。人家都说你得有个标准，有标准就是我对你妈什么样，你就对我妈什么样。如果我对你妈一分不好，你对我妈十分坏，如果我对你妈一分好，你就对我妈一分好就够了，这就是标准，所以我也非常孝顺，不仅是孝顺我妈。我爱人家的父母疼我疼得不得了。我爸去世也早，公爹就是我亲爸，然后有个妈妈，感恩这个妈妈生了好儿子，我就好好孝顺你。因为我背后还有一个需求，就是好让他也这么孝顺我妈妈。

为人父母的时候，尤其能够体会到当父母的不易，所以，我时时刻刻告诉我的员工们一定要懂得感恩，懂得孝敬自己的父母亲，记得给自己的父母亲买些好吃的，好穿的，让父母亲享受一下作为子女对养育之恩的回报。过年回家的时候一定要给父母亲红包，不一定非得给多少钱，多少钱都是作为儿女的一点孝心。还得给自己的父母亲磕头拜年、洗脚、剪指甲……所以有的家长反映说孩子在何氏上班之后变得孝顺了很多，懂事了很多，会疼爱父母亲了，也会关心父母亲了。我每年都给我的母亲磕头拜年，只要母亲健康长寿，只要我还能够磕得动，我会一直磕下去……

我们的父母亲给我们生命，客户是我们的衣食父母给我们生活所需，他们都是我们的父母，我们凭什么不能像对待自己的父母一样去对待他们呢？所以，当客户在我们店里的时候，我们就像父母亲一样对待；当客户离开我们店里的时候，我们就像对待自己的孩子一般。只要是逢年过节、寿辰、喜事等，我们都会组织员工去拜访客户并祝贺，有些客户儿女不在身边，生病住院了，我们的员工轮流来陪护照料。有的客户赶上吃饭的点到了我们这里，我们按照他们的身体状况，按照他们的口味做他们喜欢吃的饭菜。有些空巢老人需要心理呵护，需要吃顿热乎乎的饭菜，我们就会组织员工经常性地拜访，进行心理疏导。记得有一次三更半夜，我的客户旧病复发，急需要药物救命，他将电话打给了我们，我们的员工三更半夜冒着严寒去药房买药给客户送了过去……

我希望天下的儿女们能够多给父母亲一份孝心，也希望我们的员工能够给客户更多的孝心，当这个世界处处充满孝心充满了爱，这个世界才会变得更加和谐美好！

## 3 诚心诚意为每一个客户服务

一场暴风雨突然来袭，巨浪一个接一个扑向岸边。暴雨之后，海水平静了下来。在海岸边停留着被巨浪卷上来的成千上万只小鱼使劲扭动着身体，拍着湿漉漉的岸边在做最后的挣扎。一个小男孩看到小鱼觉得很可怜，便将小鱼一条条捡起来扔进了大海，一条又一条，一次又一次，不厌其烦地捡着，扔着……

此刻，一位过路的老人看到了便对小男孩说："岸边这么多条小鱼，你能够捡得完吗？"

小男孩埋头边捡小鱼边说："虽然我不能够捡完所有的鱼儿，但是只要我能够捡起的鱼，它们都将得到新的生命！"

老人顿时为之语塞。

同理，虽然我们服务的是客户的肉体，但其实，我们养护的是他们的生命。虽然我们不敢保证每个接受我们服务的客户都长命百岁，但我们能够做的就是用我们的善良之心，不厌其烦、认认真真、一丝不苟地对待我们的每一个客户，争取让每一个客户在这个世界上的每一天都拥有健康的身体。

善良即是历史中稀有的珍珠，善良的人也是伟大的人。我们在播种善良，才能看到更多生命的希望。虽然我们身边的同事并非每个人姿色耀眼，但是他们用自己的善良，让每个忍受病痛折磨的人能够开心快乐地离开，这对于他们来说是最好的回报。善良是我们永远的追求。当一个人变得善良，他才会心灵变得更加纯净，他才会懂得谦让，才会懂得包容，才能够理解别人的苦衷，才使得拥挤嘈杂的世界变得那么和谐安静。

在如今这个竞争激烈的社会，很多人为了得到自己想要的东西，勾心斗角，尔虞我诈，内心的善良早被污染得看不到颜色，渐渐地，人们也忘记了自己内心还曾经有过“善良”两个字。所以，当我们今天再次提起善良的时候，很多人好像看怪物一样看着我，觉得我老土：现在这年月善良能够当饭吃，能够当钱花么？我要说的是善良不仅可以当饭吃，也可以当钱花，更可以找回丢失的心灵。

一个人的外表可以是丑陋的，甚至是沾满污垢的，但当他的内心拥有善良，他就成为一个英俊的人帅气的人。因为善良是一种高贵的气质，它可以让你在茫茫人群中散发出非凡的人生光芒。

记得前几天在网上看到一个测试人性的视频，让我对善良有了更深层次的认识：

一个小伙子假装掏手机的过程中，不小心将衣服兜里的100元带了出来掉在了路上，看路人看到这100元会做何反应。

第一个白领模样的人看到前面有人掉了100元，在确定丢钱人没有注意的情况下，快步跑上前，捡起钱跑到马路的对面，唯恐被丢钱人发现追上来。

第二个膀大腰圆老板派头的人看到掉落的钱的时候，赶紧蹲下身子，将钱踩在脚下，假装系鞋带，直到丢钱的人走远才将钱捡起装进自己的衣服兜。

第三个人刚从自己的私家车下来，当他捡起钱的时候突然转身向相反方向跑去……

连续测试了七八个人都以失败告终。当测试到第九个人的时候情况发生了转机，当小伙子故意将钱掉在路上的时候，一个人赶紧捡起来追上丢钱的小伙子说："你的钱掉了！"小伙子接过钱的时候眼睛有些湿润，他发现站在自己面前的是一个乞丐模样的人，大冬天衣着单薄且破烂，蓬头垢面。小伙子有些感动决定将这100元送给乞丐，却遭到了乞丐的拒绝，他说今天他讨到的钱够自己今天的生活费了，不需要这么多钱了。但小伙子死缠硬磨让乞丐收下了这100元，让拿去买件衣服。

最后乞丐收下了钱，小伙子这才放心地离开，但当他走出一段距离的时候，他突然又返回来了，偷偷躲在一边看乞丐怎么处理这100元。只见乞丐拿着100元走进了一家汉堡店，买了一大袋汉堡，足够五六个人吃。小伙子有些生气，心想不是让你拿钱去买衣服的吗？一下子买了这么多汉堡怎么吃得了，这不是浪费钱吗？如果是这样的话还不如当初不给钱呢！

只见乞丐提着一大袋汉堡走向街道的另外一边，小伙子紧紧跟了上去。看见乞丐将这些汉堡分给了其他五六个乞丐，小伙子再次被感动到了，他上前问问这个乞丐，他也是急切需要钱的人，为什么又花钱给大家买汉堡呢？乞丐指着五六个乞丐说："一个月前我遇到困难的时候，他给我送了一件衣服，他送我一个汉堡，他送我一双鞋子……"小伙子最后落泪了！

有一种美丽，是看不见、摸不着的，它需要我们用心来感受，这种美丽就是善良；有一种气质，是至尊的、高贵的，它需要我们用心来品味，这种气质源自于善良。

如果人与人之间充满了善良，那将是人们去奉献去不断奋斗的动力。善良可以消除内心的躁动与不安，可以让这个世界更加和平安宁。我们不仅要用善良来涤荡我们的心灵，我们更需要善良来净化客户的灵魂。

我们在为客人服务之前，员工先去准备所有室内需要准备的物品，员工准备完之后，领导要去检查一遍，我们是分部长和员工的，比如，安排一个员工去服务这个顾客，员工先去准备，准备完之后，然后他会告诉部长我准备好了，部长也会再去这个房间检查一下，比如说点香、床上的物品摆放、产品的摆放、产品的卫生等，尽一切可能为客户营造一个舒适的环境。检查还有一个重点，就是为客户服务的产品是否准备齐全，必须是一次性准备完。你不能在为顾客服务的时候，你来回地跑，会影响顾客的休息。因为他来就是为了享受一下，舒服一点，你不能来回地跑。这些物品一定要在顾客准备的时候，就准备齐全。

我们在为客人服务的过程中，部长还需要进行巡回检查，主要检查水温、室内的温度，询问客户有没有什么需要，但是会看一下顾客比如说盖的被子，像冬天是不是冷，会去给顾客盖被子，掖一下被角。客户在躺着的时候，根本不知道用什么产品。员工们就非常自觉，我觉得这一点他们也很善良，也不多用，也不少用。多用了就是不必要的浪费，用少了对不起顾客，严格按标准来为客户服务。在顾客躺那闭着眼为其调理的时候，他们什么程序、什么产品都不落，都是按要求做的。比如在为客户按摩的手法的多少上，这个手法应该是多少步，员工不允许给顾客少做，我们也不允许给顾客多做。就是你怎样培训，怎么做我们是有特定的要求的。你比如说这个手法，在什么样的情况下是效果好的，也是特定的。虽然客户根本不知道，我们少按摩几下还节省力气，而且客户未必知道我们给他少按摩了，但是我们的员工很自觉，从不在客人身上“偷工减料”，虽然客户不知道，但是我们自己能够不知道吗？良心能够安稳吗？所以，我们在为客人服务的过程中往往是超时的，我们只想尽全力，更细致、更具体地为客户服务，完全超出了客户的预期，只有这样我才觉得安心。

我们为客人服务结束之后，部长需要询问客人的满意度，做完之后身体的反应，有没有需要我们再去完善的地方？客户离店之后还需要对客户进行信息回访、电话跟踪，这些流程都是必须要做好的。

正是我们全体员工用自己的善良打动了我们的客户，所以，我们的客户资源源源不断，而且拥有了越来越多的高端客户。

真正的善良不是伪装而来，而是发自灵魂深处的善良。善良使得我们更单纯更纯粹，使得目标简简单单只有一个，那就是为我们的客户服务好。善良的人是低调的，所以我们不炫耀、不张扬，自然不会引来外界的非议，这样我们有更多的时间去钻研养生技术，有更多的时间踏踏实实地为我们客户服务。

善良是一种高贵的品质、崇高的境界，是精神的成熟、心灵的丰盈。善良是一种仁爱的光芒、无上的福分，是对别人的释怀，也是对自己的善待。善良是一种智慧，是一种远见，是一种自信，是一种精神的力量，是一种精神的平安，是一种以逸待劳的沉稳，是一种文化，是一种快乐，是一种乐观。

## 4 小富靠智慧，大富靠德行

企业也好个人也好，在这个竞争激烈的社会，拼到底最终拼的是德行。尤其在我们何氏倡导德行养生的理念之后，我们在德行这方面更为重视。所以，德行文化建设融入到了我们每个人的生活之中。比如，我们每个员工每天上班之后，要拜孔子、佛家三圣、道家三尊、何氏医祖，要做早操，餐前还需要朗诵餐前感恩词，每周还要学习《弟子规》，还需要学习培养积极的心态，如何不怨人，让每一个员工从上到下都充满了德行，充满正能量！国家提倡以德治国，我们提倡以德治企业。

我们倡导德行养生，我们也做到了。

在这种德行文化的熏陶之下，员工们能够自己管理自己，也越来越懂得礼节。在为客户服务的过程中，更加仔细认真，赢得了客户的认可。

记得有一次，我们组织员工与一位80多岁的德高望重的长者进行面对面交流。他告诉我们的员工，做任何事情首先需要从细小的事情开始做起，如果刚一开始什么都不懂，就知道整天想着要做大事情，那只能是好高骛远。做好身边的小事，有了积累、有了经验，才可以做好大事情，才不容易失败，即使遇到困难也能够找到解决问题的办法，否则一旦出现问题只能是手忙脚乱、不知所措。另外，在做事情或者为人处世的时候要真诚善良，需要有恒心有毅力，坚持，再坚持，你就可以将再困难的事情做得完美。

听了老先生的话，包括我在内的每个人都深受启发。后来，更为震惊的是这位老人从50多年前坚持每天存一块钱，已经坚持了50多年了，从未间断，用老人的话说，就是积微行大德，而且老人还默默资助了近百位贫困孩子上学，资助最早的学生已经工作30多年了……

当我们从老人那里回来的时候，员工内部又召开了分享会，邀请我去参加，他们希望自己也能够贡献一份小小的力量为这个社会做点什么。最后，员工们一致的意见就是每个人每个月拿出10元钱成立爱心基金会，帮助那些身处偏远山区经济有困难的孩子。这些员工们当时年龄都不是很大，我经常称呼他们为孩子。我想可能是年龄小一时冲动罢了，未必能够坚持多久，没有想到他们已经坚持快八年了，从未间断……我们用爱心基金会的钱，每个月组织一次帮扶活动，目前，我们几乎去遍了北京郊区的养老院、孤儿院，河北、天津的很多养老院、孤儿院我们也都去了，我们给他们洗衣服、打扫卫生、进行身体上的护理，给他们吃的、穿的、用的，给他们经济上的支持，陪着他们聊天、做游戏……

我们的员工回来之后，更加懂事，在工作上更加卖力。就像有员工感叹道：以前我们一直心安理得地接受父母亲，接受何总的帮助，即使这样我们还老觉得不满意，但是通过帮助别人，我才发现原来帮助别人是那么地快乐，尤其看到那些贫困孩子天真无邪的笑容，看到老人激动得老泪纵横的时候，我觉得我是光荣的，我就想更多地能为他们做点什么……

说实在的，我听了也很感动！

现在，我们的员工还自发成立了为西部贫困地区捐助衣服的组织。

在日常生活中，很多人将买回来的衣服只穿一两次就不喜欢了，扔在一边不穿了；还有一些人，将衣服买回来还没有来得及穿，发现新的款式出来了，新买的衣服只能靠边站了；还有一些人，比如夏季发现商场打折的冬装很便宜，于是赶紧买一些回来，结果到了冬季发现自己在夏季买的冬装太老土了，于是将这些衣服压在了箱底。如果说将这些衣服统统扔到垃圾箱，说实在的，毕竟是钱买的，还是有些舍不得，总想着也许总有一天还是会穿的，一年又一年，新款式不断，压在箱底的衣服就一直这样压着，不仅没有用得上，而且日积月累占据了家里很大的空间。

我们的员工们深切地有这种感受，最初他们将自己的衣服拿出来，通过在何氏养生馆专业的消毒工具上进行消毒，晾晒打包，然后打算捐给红十字会，结果人家红十字会只接受钱，或者需要没有开封的衣服。我们的员工的积极性遭受了一次打击，但是没有气馁，通过各种渠道，直接找到了西部需要衣服的家庭或者学校等，直接将衣服快递过去了。后来，需要衣服的范围越来越大，我们又通过网络渠道、社会捐助等活动筹集了一些衣服，进行彻底的消毒晾晒，然后打包快递了出去。

记得在2012年的时候，何氏养生馆内部进行装修，在装修的过程中，有一个装修工人在拉暖瓶的时候，不知道怎么回事暖瓶突然爆炸，这个工人的脚上插满了玻璃渣子，开水还将脚烫得通红，最后，赶紧送到医院进行包扎处理。

当时，我不在单位，晚上回来时听到这件事我很着急，这个工人是在为我们施工的过程中受伤的，我怎么也得表示表示。

当我拿着一笔钱找到施工方负责人的时候，他说包扎处理的钱你们的员工凑齐了，不再需要钱了。原来，当时出现这种突然情况，谁也一下子没有准备那么多的钱，医院需要交钱才进行处理，于是员工们自发地捐款，最少的也捐了100元。受伤的装修工很感激我们，施工方也很感激我们。后来才知道这次突发事件是由于工人在施工的时候操作不当引起的，与我们无关，但是我们的员工认为只要跨进我们何氏的门，我就得对你的健康负责，所以我们为伤者捐款是义不容辞的事情了。

受伤的工人很快出院了，他短时间内还不能爬上爬下去搞装修。于是，我们就安排他住在我们的养生馆，持续进行免费的调理。由于是装修工人自身原因所导致的伤害，施工方领导坚决不认可这是工伤，不予赔付，还有可能将这个工人辞退。如果这个工人离开这里就没有工资了，生活就没有了着落，于是我们将这个工人安排住在这里，这样的话算这个工人每天正常上班，还照样发工资，何乐而不为呢？

我们何氏的德行养生理念，不仅影响到我们全公司的每个人，还影响到了我们的客户，甚至影响到了社会的各个角落。

我作为企业领导者，自从执行德行养生理念以来，也确确实实地感觉到影响着我的生活。

我路过的地方，我前面的人，或是我旁边的人，扔下的垃圾我都处理掉了，我不是做给别人看，从我内心来说就应该这样做。

正月我去地坛逛庙会，地下扔了好几串吃了一半的羊肉串。我就弯腰把它捡起来，放在垃圾袋里面去了。我走着走着，有个抽烟的，啪的一声将烟头扔在了我前面，而且还没有熄灭火，我赶紧上前踩灭，捡起来扔进了垃圾箱。在十年前我绝对不会这样做，但现在我觉得做了这些之后更坦然。有一次我在公共场合捡到一块垃圾，由于当时没有找到垃圾箱我没有扔掉，后来走到街道上忘记了这回事，直到回到家的时候才发现我的手中还攥着那块垃圾，足足在手中攥了两三个小时。我认为这些都叫社会公德，我觉得这都是一个人的德行，我自己也是这么践行着德行精神，只有我这样做了，我的员工也会这样做，这就是榜样的力量。

我们不仅要在公共场合有德行，在日常生活中也应该有德行，比如节省每一度电、每一滴水、每一分钱都是德行的提高。有一次，我与印王法师一起上厕所，我抓起卫生纸使劲扯了三下，抓了一大把卫生纸。印王法师看到了立刻批评我，怎么能够用那么多，这不是浪费吗？只见印王法师小心翼翼地从衣服兜掏出一张被叠的四方四正的纸来，原来印王法师将餐桌上用过的纸张叠起来，上厕所的时候进行二次利用。在洗手的时候，我一下子将水龙头放到最大哗啦啦地流，很多水都浪费掉了，印王法师将水放到最小，匆匆洗了手离开。顿时，我觉得我的德行太差了，有些无地自容。

所以，越觉得自己的德行还不够，我越加严格要求自己，因为通过严格加坚持可以提高德行。在教员工技术的时候，我很严格，一个手法，我可能要重复上百次，甚至上千次。有的员工做不到这个，但是他看见我做活的时候，都是这样，他们都学。有时候在手把手传授养生技术的时候，我会嘱咐员工一百遍，一千遍……直到熟练得滚瓜烂熟，我不会因为跟你很熟，我就不这样做，这是我的职业道德。你不嘱咐万一他忘记了，不仅害了自己，同时也害了客户。比如说不让这样，不让那样，你以为他知道了，说了二十遍，还不知道吗？你甭管他知道不知道，这是你的岗位职责和职业道德应该做到的不厌其烦的嘱咐。我们还进行一次次的严格的考试，我相信只有这样才能快速提升为客户服务的德行。

## 5 让灵魂能够找到自己的躯壳

我们在养护客户身体的过程中发现，之前当客户生病的时候，我们就认为是身体出现问题了，于是我们集中在身体上下功夫，可是后来发现仅仅是肉体上的病出现了问题很好治疗，难以治疗的是心灵出现了问题、信仰上出现了问题。肉体有了病，也不至于得癌症。当灵魂有了问题，肉体再有了问题，两者往一起一合，容易得癌症。所以，我们经常说当大家重视肉体的时候，都忽略了灵魂归属的问题。

现在的社会节奏如此之快，我们的灵魂已经跟不上我们的肉体了。你看看现在的孩子的书包越来越沉重，脑袋越来越空。手机更新换代，十天半个月新的款型又出来了。有很多东西我们还没有来得及适应，已经成为了时代的淘汰品。在这种快节奏之下，人类在拼命追赶的过程中丢了灵魂，所以，一直在前奔跑的躯壳难以承受生命之重。

现在日趋严重的环境污染，不仅污染我们的躯壳，其实更重要的污染了我们的灵魂。污染制造者为了追求自己的私欲污染着环境，反过来又污染着自己的灵魂。所以，我们的灵魂离我们越来越远，当灵魂与肉体不在一起的时候，无论我们做什么工作，采取什么措施，身体都是疲劳的，灵魂都是紧张的，所以每天的生活是杂乱无章的，情绪是郁闷的。因此，我们在为客户服务的过程中让客户静下来，抛掉杂念，等等灵魂，找找良知，让我们的灵魂回到身体，让我们的灵魂归位。

在这个过程中有一个很好的办法就是：不怨人。看似难其实很简单，看似简单却很难！关键在于一念心。

我常说怨人是苦海，你越是怨人，不一定将别人怎么样，反倒自己心里越来越难受，最后自己的心理出现问题了，身体也出现问题了，何苦如此呢？有时候，我们心里有怨气，但是就是嘴里不说，默默在心里怨，而且越想越怨，怨气是有毒的，存在心里时间太久，就会生病，这相当于服毒自杀。所以，当我们要埋怨别人的时候，首先换位思考一下，如果自己是对方该怎么解决，或者先从自身找原因。我们往往怨恨别人都是自己的修行不够，而与别人毫无关系，但是由于我们从来不从自身找原因，所以，我们只能去怨别人了。但一切想明白了，你也就豁然开朗了，常常会觉得自己原来那么傻，自己想办法折磨自己，得不偿失！

灵魂归位就是树立信仰的过程。人有了信仰就有了力量，人就有了方向和目标。

当灵魂与肉体分离的时候，灵魂就像一朵羽毛悬浮在空中，它是孤单的也是寂寞的，因为它追不上本属于它的肉体。当有一天灵魂与肉体结合在一起的时候，人会在瞬间觉悟，顿时充满能量，发生脱胎换骨的变化，甚至可以影响一个人的容貌。

我们成立了一个读书会。人常说外貌可以依靠化妆品来修饰，内心可以依靠读书来修饰。其实，我们成立这个读书会的初衷就是通过对图书内容的分享，帮助我们的客户、帮助我们的朋友排内心之毒，唤醒觉悟，找回灵魂。当初成立读书会只是一个想法，可是这个想法存在于想法的时间太久了，后来在一个长者的强烈建议之下，我们的读书会仓促之中就成立了，当时只有五个人，后来有十多个人，现在人数越来越多。

有一次我们分享王凤仪老善人的理念。由于是读书会成立初期，我们主要通过阅读一些文字，然后每个人谈谈自己的看法。正当我读的时候，一个女客户哭了起来，是那种撕心裂肺的哭。王凤仪老善人的观点就是让灵魂归位，其中最好的办法就是让患者诉说，找出病因然后再对症下药。于是，我们没有阻拦任凭她自己发泄，她哭得死去活来，但偶尔又大笑不止，完全一副神经病的状态，当时我们心里也有些发毛，别没有病给治出病来了。关键是她哭起来没完没了，于是我打断她，让她详细地聊聊到底遇到什么事情如此委屈？如此纠结？为何如此伤心？

这个女客户一把鼻涕一把泪地说，说自己老公不挣钱，整天游手好闲，一大家庭人全靠自己挣钱养活着，她感到非常累，每天回家想歇一会儿，可是家里的家务活还等着自己去做，还得洗衣做饭，当这些忙完的时候往往已经到了深夜，老公还嫌弃自己打扰了他的休息。这暂且不说，老公还在外面找了别的女人，而且不是找了一个，两个……所以，她很困惑、很迷茫、很委屈，总觉得自己付出这么多，为什么得不到公平的待遇呢？于是，她每天都愁眉苦脸，一副暗无天日的感觉，很少有心情去打扮自己，面容憔悴，头发蓬乱……后来这个女客户一直没完没了地哭诉自己的老公是如何如何地人渣，自己当初怎么瞎了眼，现在恨不得杀了自己的老公……

我当时虽然是旁观者，但我们都知道一个巴掌拍不响，通过这个女客户的诉说，我似乎听出了她诉说背后的故事，那就是之所以出现这样的问题，不仅仅是他老公的错，很大一部分原因是她自己造成的。

有时候一个巴掌比一个亲吻更容易唤醒一个人。于是，等她哭诉完毕，我说："你老公配你刚刚好，你不信换了我配你老公，你看你老公棒不棒，都是你闹腾的。"

我的女客户本来打算通过哭诉来换得别人的同情和安慰，没有想到我会说这样的话，顿时傻了似的，不知所措。

我接着分析了为什么是她的错而不是她老公的错。只有没有德行的女人才在外面说老公的不好，骂老公不好，作为一个女的你就不应该这样说，在你眼里你就压根没有将他当作是你老公，而是仇人，你对一个仇人还有这样多的要求你应该吗？你为什么不先从自身找找原因呢？

她沉默着不说话了，而是轻轻地将自己的眼泪擦干净，不再哭了。

那天读书会结束之后，大家各自回去了，其实，我内心有点内疚，毕竟我们的交情还不是太深，我就这样直白地指出是她的缺点，是不是有点太过分啊？不过很快就释怀了，通过伤害一个人让其觉醒这不是一件功德无量的事情吗？她应该感谢我还来不及呢！如果是一个不聪明的人，认为我是针对她，从而仇恨我，那大不了今后不再相见，各自过各自的日子，仅此而已！

没有想到那天晚上她给我发来了信息，她说：我觉得很幸福，有人管着我，有人指点我，我知道我错在了哪里。如果没有人指点，我不仅不知道错在哪里，而且还会一直责怪我的老公，真是太不应该了。以前我整天担心自己出车祸，果真车祸降临在我身上，以前我一直担心老公出轨，果真老公出轨了。通过今天我觉得我突然明白了好多道理，关键就像您所说的这一念心如何转向正念，我已经转向正念了。下午我给老公道歉了，我老公愣了半天，没有明白是怎么回事。我想今天就是我人生的新起点……谢谢，谢谢你们！

第二天下午，她再次给我发来了信息，说她自己找到了一份不错的工作，工资相当不错，照顾一对很可爱的双胞胎……

虽然不在我身边，但我能够深刻地体会到她的开心，我也很开心。

周末的时候她又来参加我的读书会。虽然一周没有见面，但给我的感觉她自信了很多，虽然衣服款式有些陈旧，但她收拾得很干净，由于之前忙于与老公周旋，忘记了打扮自己，忘记了为自己好好活，这次她似乎想明白了。

我将我不穿的衣服送给她一些。好多连标签都没摘，挺鲜艳的，挺亮的。她之前穿的衣服都是又灰又暗的、黑的，然后我给她光亮的、红的、粉的、蓝色的，都是将没摘标签的送给她。我对她说，我给你一剂药，我也没给你吃药片，我就给了你一句话，就刚好治好了你的病。

从那之后，她不仅抽空来参加我们组织的读书会，而且还经常来参加我们组织的义工活动，当她到我们这里之后，她自告奋勇地干那些既脏又累的活儿，如果不让她干，她会觉得浑身不自在。

现在她将自己头发剪短了，穿得也很清爽，皮肤也白了很多，总是乐呵呵的，仿佛年轻了十多岁。就在今天早晨，她还偷偷地告诉我，她的老公今天起得特别早，为她做早餐了，是结婚这么多年第一次。说这话的时候她的整个脸都红了，似乎害羞了……

## 6 “五养”成就健康长寿的生命

当我与许多同行交流养生，或者与许多圈外的朋友交流的时候，时不时有人问到养生到底在养什么？有的人说按摩、洗脚、推油等就是按摩，听起来的确似乎是养生，但我总感觉养生不止是这样的。于是，这个问题成为我在从事养生领域后一直思考的问题。经过多年的思考，我终于明白了，其实养生就是养身、养心、养性、养命、养灵魂。

养身，就是养肉体。只有保养身体，让身体时刻充满活力，才能够承载一切梦想。其实，养身不仅是按摩肩膀，捏捏脚，捶捶背……真正的养身，应该是讲求“天人合一”的思想，也就是我们在养身的过程要顺其自然，而不可违背最为基本的自然规律，同时养身也是协调人与社会的统一性。如《黄帝内经》所说：上知天文，下知地理，中知人事，可以长久。养身养的不仅仅是身体的外表，更重要的是养护人的精神，所谓“形神兼养”“守神全形”说的就是这个意思；养身不只是去养生馆躺在那里，让别人在你的身上操作，养身更重要的还是要靠自己平时多运动、多锻炼，去养生馆只能是弥补你养生不足的东西，而不是养身就是替你锻炼；另外，养身的方式可谓多种多样，一定要根据自己的身体状况，采取不同的方式方法进行养身，切不可看到别人怎么养身自己盲目去学习。

养心，就是养护思想，培养高尚德行，积善成德。要想养心，就得做善事。中医认为德高者五脏淳厚，气血匀和，阴平阳秘，所以能够健康长寿。荀子曰：“有德则乐，乐则能久”。孔子曰：“大德者得其寿”。可见，养心的过程中提高德行有助于延长寿命。而那些道德上劣迹斑斑的人得癌症、心脏病、脑出血的概率远远高于正常人，这是国外专家通过三十多年，针对杀人犯、贪污犯、诈骗犯等研究得出的结论。

养心的核心就是养护心神，清心寡欲，减少各种各样的欲望，欲望越少，心理承受的压力就会越少，杂念就会越少，气血才能平和。当气血动荡不安的时候，你的心神就会杂乱，躁动不安。静心就能够让你的气血平静下来，让气血正常运行。自然养身中的心灵释放法，说白了就是让人们减少欲望，达到平心静气，养心，充沛人体能量。

养性，其实就是养天性，养禀性，养习性。天性指人先天具有的固有属性，具有一个外界难以改变的却可以引导善恶的趋向，故而，亦称之为本性；禀性指人的情绪，比如怒、恨、怨、恼、烦；习性指在某种条件或环境中长期养成的特性。

天性是纯善无恶的，人之初，性本善，主要是指人的天性。禀性是纯恶无善德，荀子主张的性恶就是指的人的禀性。习性由于受到外界的影响比较大，可恶可善。

天性我们不可改变，养性，还是主要养禀性和习性。因此，当我们遇到想不开，看不明白，搞不清楚，甚至别人伤害自己的事情的时候，一定要让自己冷静下来，不可冲动。实在没有办法解决，先不想这些事情，先不解决这些事情，让自己冷静一下，可能由于当时冲昏了头脑无法解决的事情顿时开朗了，有解决的方法和技巧了，这就是我们经常说的放手、放开、放下。习性之所以可恶可善，主要受到周围事物的困扰，说白了就是受到了利益的牵绊，有益于自己则悦那就是善，无益于自己则恶那就是恶。能在道德场中尽义务，身界算是脱出去了。会当人的脱出了心界，禀性化尽，才脱出了性界。脾气化尽，因果自了。去习性，化禀性，圆满天性。

养命，人有三命，天命、宿命、阴命。性与天命和，道义就是天命；心与宿命和，知识能力钱财都是宿命；身与阴命和，禀性就是阴命。你若用好命，你的命准好，命好与不好在于你自己。

性命是人的根，得到了人根，那道根也就算得着了。道根是人的性，人根是人的命，性根若是好了，那命根也没个不好的。可见人的命不好，都是性子累的。所以教人化性，人能化性，就算得道。

性是命的根，有德的人性量必大。性量大，命也必大，人的命都是好命，因为性子不好，把命也拐带坏啦！

性是根，命是果，扎下根才能结果。人若是定不住性，就是没扎下根；若不认命，也难结果，好似开个幌花。学道的人，一要化性，二要认命。性化了就不生气，不生气才肯吃亏，吃亏就是占便宜。认命就不怨人，不怨人才能受苦，受苦才能享福。可惜世人都不知道，把性命看轻，把名利看重啦！

古人说："修命不修性，此是修行第一病；修性不修命，一点灵光无用处。"这话把性命双修的重要，说得太透彻啦！

养灵魂，其实就是养精神和信仰。精神是指人的精气与元神。信仰，是灵魂的产物，狭义的意思可以解释为对某一件事物的理解，进而使得心里产生的信念、目标，而且能够持续地存在。

精，定心在中，耳目聪明，四肢坚固，可以为精舍。精也者，气之精者也。敬除其舍，精将自来。精想思之，宁念治之。严容畏敬，精将至定。

要想养好精神，首先要有正确的意识，还得要充沛的精力，时刻让自己充满朝气和活力，气血平稳，才能达到养精神。

信仰是一种灵魂式的爱、关爱，是人类最基本的一种情绪。信仰的东西往往超脱于现实。信仰则是人们灵魂的标注。要想养护灵魂，就要先加强锻炼，有一个健康的体魄，多读书，多思考，让自己的心里时刻健康，身心灵的健康才是健康信仰的保证。

# /第二章/

# 高门槛只是为了高质量的服务

1. 理念同频才有价值观同频
2. 你的第一站从厕所开始
3. 分辨之心太重的人我们不欢迎
4. 客户就是你的衣食父母
5. 虔德的心成就你的一切
6. 大爱撑天，大德广行

# 1 理念同频才有价值观同频

我相信人才对于每个企业来说都是紧缺的，我说的人才就是能够与老板的理念与价值观同频的人。对绝大多数人来说，上班的目的就只有一个，那就是挣钱。但是，有时候也并非是这样的，有的企业老板认为留住人才唯一的办法就是高工资，想尽一切办法加薪，结果员工依然不买账。所以，我在与其他的老板交流的时候他们很困惑，给自己的员工那么高的工资，他毅然决然地离开了自己。其实，此刻不仅仅是钱的问题。企业老板在衡量考察员工是否有能力，是否能够为企业带来效益的时候，员工同样也在衡量考察这个企业是否有广阔的发展空间，是否能够完全施展自己的能力。两者思考的角度不同，进而导致了两者价值观的不匹配，甚至有些企业只知道让员工干活儿，从不向员工输送企业价值观，很多企业的价值观不是很清楚，甚至有些企业的价值观就装在老板的心里，员工不清楚，或者看不到，这相当没有价值观，怎么可能吸引得人才呢?

说白了，虽然员工很重视钱，但是更重视的是企业的价值观和企业文化，这几乎成为决定员工去留的关键所在。

在中国绝大多数的老板年龄都在四五十岁，而他们手下的员工都是“80后”“90后”的小青年，由于年龄的差异，生活环境的差异，学历的差异，所经历的事不同，导致思考问题和解决问题的方式方法是完全不同的，这就是所谓的代沟问题。

老板和员工渴望得到的东西也不一样。在老板的心中听话、勤快、保质保量完成任务，或者超额完成任务的员工才是好员工。在员工的心中希望得到老板的认同、尊重、理解、信任，这样的老板才算好老板。可是，往往事与愿违。现在的年轻人有几个人愿意对老板百依百顺？有几个心甘情愿地去超额完成自己的任务？他们很多人都是家里的独苗，从小娇生惯养习惯了，连自己父母亲的话都不听，还能听老板的话吗？甚至在他们心中认为与老板对着干是勇气、是胆识、是本事。

可见，在招聘员工的过程中，能够从一开始就物色一个与自己价值观同频的人是相当困难的。这就像两个走入婚姻殿堂的人一样，他们尽可能是志同道合的。企业招聘人才，企业的价值观要与员工的价值观相同，这样才能够志同道合，才能够在一起默契地合作，而且只有员工认同企业的价值观，他才愿意牺牲自己的利益而为企业奋斗，才能超额保质保量完成工作任务，才会以企业为荣。

其实，这就是价值观的力量。这些年我一边管理着何氏养生馆，一边研究西方企业管理的模式，我对这点有着深刻的理解。如果一个企业有明确的价值观，而且价值观得到了员工的认同，可以大大提高生产效率，减少成本。因为依托企业价值观而形成的员工行为模式，可以在很短的时间内，让员工迅速做出判断，哪些事情可以做，哪些事情不可以做，而且能够提高员工的工作激情。价值观相同意味着目标和理想是相同的，那么员工感觉自己是为自己工作，是为自己的前途，为自己的未来工作，而不是为老板工作。当企业的价值观与员工的价值观一致，企业原本的制度约束就转化成为员工的自觉行为，员工一举一动都能够充分体现企业的形象。

虽然价值观看不到摸不着，但他能够激发员工释放出积极向上的正能量，能够让员工自觉地约束自己的行动，并且在现实工作生活中体现出来。

我就拿沃尔玛的案例来说，他们的价值观就是为客户节省每一分钱。所以，他们的老板坐飞机的时候从来都是坐经济舱，出差住的酒店都是普通得不能再普通的酒店，就连公司打印文件的纸张都是正面用了之后继续用反面。从上到下，从老板员工都很“抠门”，所以在相同产品的竞争中，沃尔玛的价格最为优惠，为此也吸引了更多的客户，也正是大家对沃尔玛价值观的认同，才使得它能够在全世界异军突起。

由此可见，招聘人才的时候选择价值观相同的人尤为重要。价值观相同的人在一起做事，合作才能长久。如果志不同，自然道不合，更不会相为谋。价值观相同了，工资上就不会有大的争议了。相反价值观不同，那么钱就会成为争议的焦点。老板希望员工多干事少拿钱，员工希望少干活多拿钱。钱多少算个够啊？多了，老板觉得吃亏；少了，员工觉得吃亏。无论多少彼此都觉得吃亏，这种合作怎么可能长久呢？

不得不说，企业要想招聘合格的人才，不得不先让员工“认识”你的公司。如果员工还不了解你的企业，稀里糊涂就来上班了，后来才发现这个公司并非是自己想要的那样，不选择离开才怪呢？

找对人，留住人，这才是招聘的第一原则。所谓找对人，就是找到那个价值观与企业价值观相同的人。说起来容易，做起来其实还是有难度的，我们需要通过各种各样的手段进行考察，最后筛选出价值观相匹配的人才。价值观相同可以提高工作效率，降低内耗，还可以降低离职成本。

那么，我们在招聘的过程中，首先要搞清楚自己的企业需要什么样的人才，员工的期望是什么样的？在这个过程中负责招聘的人一定要将自己的企业价值观、企业文化，现在与未来描述清楚，让员工“认识”企业，才可衡量是否与自己的价值观匹配。

我们要在招聘的时候通过这种渠道将企业的价值观输送出去，让更多的人了解企业，才有可能吸引那些价值观相同的人加入企业，对于那些不认同企业价值的人，自然会远离企业。通过这种分流方式，可以降低招聘成本。

作为创新性的企业，创新精神尤为重要，那些想法古怪不同常人的人，更具有创新的能力；作为服务性行业，对员工的要求有较强的服务意识，有亲和力，抗打击力；作为制度性很强企业，必须耐得住性子，按部就班，严格遵守流程规则，不能额外发挥。

可见，价值观的差异化，决定了不同人才的需求方向。所以，我们在招聘人才的时候一定要介绍清楚自己的企业，让员工了解你的企业，其实这就是将企业的价值观拿出来“摆”在桌面，让员工来匹配是否是自己所喜欢的，决定是否一起合作。

我们何氏养生一直秉承着用生命捍卫客户健康，这就是我们的价值观。你想想客户把生命交给我们来养护，我们只有用我们自己的生命去呵护客户的生命，才能够对得起客户对我们的信任。以责任赢信任，以使命赢寿命！

所以，我们在招聘人才的时候，对员工是否认同我们的价值观尤为重视，这不仅关系到何氏养生的利益，更重要的是关系到客户的生命。

员工的品德怎么样？有没有善心？有没有奉献精神？有没有爱心？有没有孝心？有没有主动心？这些都是我们需要考察的重点。当然，要想清楚一个员工是否具备，通过简单的半小时、一小时的聊天是不可能全面掌握的，我们有一周的带薪考察期，合格留下来，不合格我们补偿你，你去寻找更适合自己的企业。这样虽然成本很高，但是为客户的生命负责，我们花再多的成本也值得。

其实，我们的招聘不算招聘，而是坐在一起聊天。聊他们与父母亲之间难忘的事情，了解是否有孝心；聊养猫养狗的事情，了解是否有爱心；聊自己做过的帮助别人的事情，了解是否有奉献精神……总之，我们通过一些暗藏在聊天中的问题，对这个员工已经了解得差不多了。

我们的人事经理现在练就了火眼金睛的功力，她负责招聘来的人没有让我失望的。有很多员工跟着我已经干了十五六年了，肯定是认同我们的价值观的，否则早离开了，可见招聘价值观相同的人很关键。

## 2 你的第一站从厕所开始

当面试者通过面试之后，并非算正式入职，还有七天的考察期。如果通过了考察，才能够成为何氏养生的正式员工。接下来的几天里，集中让新加入的员工了解我们何氏养生的企业文化和服务流程，让他们真正地了解我们，了解之后，我们再看看他是否是我们所需要的有同频价值观、有责任心的人才。

我们属于服务性企业，来这里的客户都是我们的衣食父母，所以当我们的衣食父母从跨入店到离开我们店，都有一套最基础的礼仪，新员工必须学习，而且能够用正确的方法来接待我们的衣食父母。

比如：

健康管理顾问或健康管理师站位姿势要端正，不可靠墙或来回走动，不准谈天论地地大声喧哗；要面向外侧，等待迎接贵宾的到来。

顾客进店时，健康管理顾问、健康管理师以及前台所有服务人员要一起同声说："您好，何氏欢迎您，祝您健康。"声音悦耳动听；站位者同时用肢体语言表达，弯腰45度，头抬起平势同时伸出左手45度，引客在前入位。

与客人碰面时说："您好，祝您健康。"用肢体表达，弯腰45度。

客人离店时说："请您慢走，祝您健康。"用肢体表达，弯腰45度，头抬起平视前方，伸出右手45度，向外送客。

在工作当中，一定要使用礼貌用语"您好、谢谢、请、对不起、不用客气、请稍后"等词语。

在走廊见到顾客要微笑或说一声"您好，祝您健康"！同一顾客见一次面说一次，凡有目光接触到顾客都要有友好点头示意。

所有人员进店到岗后，要保持正确的走姿，抬头、挺胸、收腹、两眼目视前方、两肩放平，两臂自然前后摆动，步伐大小适中，轻盈而有节奏。

所有人员进店后坚持做到六声：客人来店时有欢迎声，客人离店时有送候声，客人表扬时有致谢声，客人欠安时有问候声，服务不周时有道歉声，与顾客交谈时有称呼声。

通过几天的学习，新员工肯定会对我们何氏养生有一个清楚的了解，如果他们认同何氏养生，自然肯定我们每天这样做的理由，而且会觉得我们"何氏"以这样的价值观发展下去会前途无量，会更加珍惜现在的机会，会抓住一切机会学习，并且渴望加入何氏养生。而那些觉得我们何氏养生做这些都是多此一举，只是增加员工负担的新员工，就是不认同我们的企业文化，与企业没有同频的价值观，那只好离开了。

暂时留下来的新员工并非就安稳了，我们还有下一步更严格的考试——打扫厕所。

作为养生馆的卫生环境是第一位的，如果卫生搞不好，还会有哪个客户愿意到我们这里来，唯恐避之不及吧！所以，作为新来的员工在店长的带领之下，按照要求对每个房间的卫生无死角地打扫，消毒，每个房间怎么去摆设，按摩床怎么放最好，凳子摆放在什么位置，点什么样的香最合适……总之，客户到房间之后，这里是干净的、一尘不染的，空气是清新的芳香的，心情自然是愉悦的。

接下来就是让新员工打扫厕所了，为什么要让他打扫厕所，主要是为了考验他。其次，我们做健康养生，做的就是帮助客户排除身体内外的垃圾，身体外部的垃圾我们通过何氏养生的“6+1”技术和手法进行清理，客户身体内部的垃圾同样也需要我们进行打扫。厕所是外表展现比较脏的地方，如果你连厕所都打扫得特别干净，甚至厕所的水都可以接来喝了，那么客户的身体让你来打扫也不成问题。当客户如厕感觉比卧室还干净，那么这个员工绝对能够打扫客户身体上面、皮肤下面看不到的垃圾，因为他认真负责，他有善根和追求完美的意念。

当然，在我们考验的过程中还是有一些人经受不住离开了，有很多人觉得自己家的厕所都是父母亲来打扫，来到这里的目的就是挣钱，还让自己打扫厕所，简直没有天理。有这种想法的人我们也能够理解，我们不计较，也就是说我们不同频，我们考查的就是德行。别小看打扫厕所，德行体现在生活中的每一个角落！每个岗位都应该有职业道德，走向社会应该有社会公德，扫厕所就是岗位职业道德的体现。

## 3 分辨之心太重的人我们不欢迎

来到我们何氏养生馆的人无论男女老少，无论年龄大小，都是我们的衣食父母，我们本着治病救人的心态去为他们的健康服务，不能有丝毫的分辨之心，躺在这里的都是生命，都需要我们细心呵护。如果有了分辨之心，就会根据自己的判断有区别地去对待客户，当他有选择的时候，他为了自己的利益可能选择邪念的一面，这样可能出现危害客户生命的危险。人的天性是善良的，可是新员工的善良还没有激发出来就只能放弃，因为我们要对客户负责。

分辨之心太重的员工我们不敢留用，在他们的心目中人是分高低贵贱的，岗位也分高低贵贱，这种分辨心用到顾客的身上，他会分辨这个生命是当官的还是不是当官的，有钱还是没有钱，这样与我们的理念不一样的员工，会影响顾客对我们企业的看法，而且失去了我们企业文化的根文化，他们的责任呢？良知呢？认为厕所脏，有钱的与没有钱的，当官的就好好做，钱少的就糊弄，对于我们来说躺在这里的都是平等的生命，男的就是“爸爸”，女的就是“妈妈”，没有孰轻孰重的说法，我就是说的一念心。

其实，判断一个新员工是否有分辨之心的方法很简单。给他安排工作让他去干，在干工作的过程中最容易发现。比如，让他打扫卫生，办公环境里最脏的应该就是卫生间，去看他对待人们认为最脏的地方的打扫的态度，用不用心，有没有责任心。如果他有分辨心，他就会不用心，不认真，不负责任，打扫跟没打扫是一样。如果他用心了，认真了，负责任了，把那里边打扫得干干净净的，就真的比卧室都干净。每次管理人员进去检查的时候，能感受到他那份用心和责任心。还有就是这一周能看到他通过学习企业文化的那种改变，谦卑以及能低下头来从头再来，重新再来，还有就是对这个企业和行业的热爱都能感受到，一周就足够了。因为一个人他如果是装，我装着热爱，我装着喜欢，我装着认真，我装着负责任，他只能装两三天，他装不了一周，装不了更长的时间。

这让我不由地想到了多年前我们招聘的一个新员工了，那时候我们的招聘制度还不成熟，只要他想干这个行业，热爱这个行业，都可以走进我们何氏养生。如果将这个新员工放在今天新的考察制度之下，估计待不了一天就撒腿走人了。

那天，一个穿着朴实的小姑娘直接找到店里说要应聘工作，当时恰好我们的人事经理不在，前台的服务人员就直接将这个小姑娘领到了我的办公室。通过交谈，我觉得这个姑娘不错，大专毕业，人长得还算漂亮，很朴实，也想在养生领域中干出一番事业，这不和我的理念相同吗？于是，我当场拍板让她第二天就来上班。

第二天，小姑娘如约来了，省略了前面其他的流程直接带着她学技术，手把手，一遍遍，小姑娘很有灵性学得很快，这让我非常高兴。那时候我们的店正在扩张，需要更多的中层及高层领导，这个姑娘顿时让我眼前一亮，我亲自带着她，希望她能够快速成长，将来成为何氏养生的中层，甚至高层。

别人需要半年学习才能够掌握的技术，这个姑娘用了两个多月就掌握了，这让我很欣慰。后来，就给她安排为客人服务。

客户很快对这个小姑娘的服务质量出现了两极分化的情况，有的客户觉得小姑娘服务态度非常好，特别认真仔细，但也有客户反映这个小姑娘给自己的服务态度不是很好，而且总感觉马马虎虎，草草了事。

我找这个姑娘聊天，问其原因，小姑娘只是说客人的服务要求太过分，没有办法满足，所以客户说自己的服务质量低。当时，我也没有多想，觉得可能是客人自身的问题，由于我们做养生馆这么多年以来，我们遇到了形形色色的人，所以将小姑娘的话信以为真了。

后来，我将更多的客户介绍给这个小姑娘，接受她的服务。随着她客户越多，越来越多的问题就出现了。

客户对小姑娘的服务质量评价出现了严重的两极分化。一些客户对小姑娘赞不绝口，另外一些客户觉得自己的钱白花了。

这次，我没有着急找小姑娘问原因，而是分析这些客户，因为小姑娘之前说这些都是客户的原因造成对自己的服务质量差的评价，那么我就很有必要分析一下这些客户，希望从中找到原因。

结果，通过分析我有了一个惊人的发现，夸奖小姑娘服务质量高的那些人都是在北京有权有钱的人，批评小姑娘服务质量差的都是那些普通的百姓。

难道是穷人难伺候？我再次将小姑娘找来询问。结果小姑娘的一句话，让我立刻明白了对她评价两极分化的原因。她说，那些有权有钱的人，交给我们的服务费很高，我们自然要服务好，那些没有钱的，交了那么点服务费，还想享受高质量的服务，怎么可能？

我当时听了很生气，批评了她一顿，在我们何氏没有贫富之说，到了这里都应该受到公平的对待。最后，我告诉她，如果再出现这样的问题，只能让她离开这里。小姑娘痛哭流涕，知错就改。

可是，过了没有多久，一些新的客户又反映出了相同的问题。

最后，我只能让那个小姑娘离开，虽然我花了很大的心血来培养，让她离开犹如割掉自己身上的肉，但是她的分辨之心太重，严重损害了我们客户的利益，不符合我们何氏长远发展的理念，在劝说无果的情况之下，哪怕再痛也要割掉。

如果在一周的考察时间段内，你会发现那些真正热爱这个行业的新员工，他给客户鞠躬的腰弯得很深，越来越融入何氏养生的生活，他将卫生打扫得越来越干净。何氏的企业文化已经融入到了骨髓，对她提问的问题她都能够对答如流，对客户很热情，一视同仁，这些我们都能够感受到。在这个期间大家都是双向选择，人家如果接受不了我们这种安排和企业文化，对这个理念不认同，他可以自己走，我们也不用教他技术了。如果我们觉得他这一周没有达到我们的满意度，只是在应付，我们就可以告诉人家让人家走。这样就是双向选择，主要就是一开始这一周，就是通过给分配任务去甄别他的辨别心，是不是对脏的就不认真了，是不是对有钱人服务就好，对没有钱的就服务很差呢？如果对脏的地方不认真，等他上了活之后，就会对没钱的人有分辨心，就不好好服务。

一周时间，对企业文化，比如说我们每天唱的歌曲、做的操，然后拜我们的祖先，以及背一些企业文化的文字性的东西。如果他有分辨之心的话，他就跟不上，如果没有分辨之心他会用心且认真服务，他会做得比老员工还要好一些。或者说做得不像新员工，你会发现这个人就是我们的人，就是我们何氏人。了解一个人的品质和德行，一周就足够了。

## 4 客户就是你衣食父母

我们在护理客户身体的时候，同时更关注客户的心理。随着社会节奏的加快，每个人生活压力增大，心理疾病频发，从而导致身体出现问题，所以一般身体出现问题的时候，我都要检查是否心理有问题。心理出现问题是内因即主观意识所导致，如果客户自己内心不转变，我们有天大的本事也难以医治好；而身体上面的问题有相当大一部分是由于外因即客观因素，相对容易治疗一些。

所以，我们何氏在护理客户的过程中，将心理护理作为一个重点服务对象。尤其是一些老年人，儿女们忙于为自己的小日子奔波，疏于与父母亲交流沟通，父母亲情绪上经常压抑，最后导致心理出现问题。就像近些年一些老年父母，由于心理出现问题跳楼自杀等所以，我们何氏养生提倡要替这些老人的孩子尽孝道，让这些老人感觉到虽然儿女忙碌但依然有人照顾自己，内心时时刻刻是温暖的，这样为这些老人的儿女们也减少了负担。还有一些人忙于自己的事业，忘记了一切，包括自己的生日，妻子很在乎结婚纪念日等，其实，这些人虽然很光鲜，但夜深人静的时候内心依然是孤独的，也渴望有人能够关心自己爱护自己，可是很多人认为这些人是很强大的，什么都不需要，将这些人孤立起来，最后很多人得了抑郁症，或者英年早逝。

我们提倡对待客户就像对待自己的父母亲一样，就像让需要爱的人能够获得爱，需要温暖的人能够得到温暖。

我的员工在这方面做得很不错，每一个客户的重要日子他们都会组织一定的庆祝活动，让客户终生难忘。比如，当客户生日的时候，员工们准备好蛋糕、准备好鲜花、准备好音乐。如果客户有时间，我们会邀请到我们的养生馆进行庆生，每个员工都会当作一件大事来操办，精心打扮，精心布置场地，让每一个过生日的人，无论年龄多大，我们都像儿女一样给他过生日，大家给他送祝福，围成一团，给他温暖、给他爱。

我记得很清楚，有一天很晚，已经快凌晨了员工们才回到家。原来，那天有个客户过生日，为了给客户一个惊喜，没有提前给客户打招呼，在他下班之前，大概四点多大家就捧着鲜花、蛋糕，在这个客户的办公楼下等着，等他下班的时候给他一个惊喜，可是员工们等到五点半他下班的时间，没有看到客户下楼。又继续等，等到六点半依然不见客户下楼，上楼一打听才知道客户在三点就约一帮朋友过生日去了。可是员工不知道客户具体去哪里过生日了，最后决定到客户家楼下守候着，等待客户回来为其庆祝生日……凌晨的时候客户回来了，员工们给客户一个惊喜，客户非常感动，说自己过了一个终身难忘的生日，第二天来到养生馆非得请员工们吃饭。

还有就是客户家里有结婚的，或者客户家里直系亲戚有喜事的，员工都会主动送去花篮、送祝福、送红包，这些做得都挺好的。有的客户身体不舒服了，我们的员工通过电话就可以判断出他可能得了什么病，在电话中就可以提出治疗的方案。有的客户生病住院了，员工们自发的去医院看望或者陪护，都是经常的事情。说实在的，有的客户一住院，儿女就不见了，我们就成为他们的儿女，病床陪护不说，还要根据客户的口味去做不同口味的饭菜，直到客户出院，有时候我们还得上门去照顾……

我的父亲早逝，那个时候我还小，没有能够尽到孝道，成为我这一辈子的痛。之后我与妈妈相依为命，我只能将没有尽在父亲身上的孝道尽在妈妈的身上。我妈妈一个人辛辛苦苦拉扯我长大不容易，所以，我暗暗下决心一定要对妈妈孝顺。其实天下的每个妈妈都是不容易的，做儿女的都应该去孝顺，但是没准人家的爹妈没那么辛苦。我老对我的员工说，你看看你们，我像你们这个年龄的时候，家里的一切都是我在管，我妈根本就不用操心，你看看你们都这个年龄了，爹妈还操心你们的事，操心得都睡不着觉。我经常对他们说，你要成为你妈的骄傲，你要让父母因为有你而感到自豪，我经常这么教育我的员工。有一段时间，我们开会的主题就是成为父母的骄傲。我说成为父母的骄傲也算一种孝顺，当他在别人面前提起你之后，他有自豪感，有欣喜感，有成就感。

那个时候我们的日子是多么的苦，我没有梦想，但我有一个理想，就是尽快长大，帮助妈妈过上她希望过的日子。等我长大之后，我发现妈妈总是喜欢将自己打扮干干净净、漂漂亮亮，她喜欢拥有很多很多的衣服。于是，为了让妈妈过上小时候理想中的好日子，我就使劲给妈妈买最漂亮的衣服，妈妈很开心。前几天我妈妈还说，现在她每天的日子只有开心快乐，她每天只做一件事情，那就是怎么花钱，怎么买漂亮的衣服。有人问妈妈你的快乐是什么？妈妈说我每天就琢磨着怎么花掉钱。妈妈花钱的欲望越高，就激励我必须努力挣钱，只有这样才算对妈妈孝顺。

现在，妈妈是好吃好喝好花钱好穿，她好美，可能是"文革"的时候受刺激，我父亲在我妈妈四十来岁的时候就去世，她总要精神有个寄托，然后我估计她就寄托到这方面。我觉得我的衣服已经够多了，但我妈妈的衣服是我的好几倍，她买衣服有的时候都是十几件地买，我估计这就是受刺激落下的病。只要妈妈想买衣服就去买，她习惯了这样，我也习惯了她，如果几天妈妈不买衣服，我就觉得难受。我成了我妈妈的寄托，所以她的欲望逼我成长，逼我超越自己，我真是超越了自己，我没多大本事，都是被我妈妈逼出来了，逼得超越了自己。

孝道让我成就了我自己，所以，我倡导企业孝道文化，就是想通过这种文化成就我更多的员工，成就客户的健康。

现在我们与客户紧密地联系在一起。有时候客户来到店里感冒或者不舒服，员工们也能够细致入微地照顾，无论是从言语上还有吃喝上，甚至员工们自己去药店为客户买药。渐渐地我们这里仿佛成了药店，头疼脑热的药我们这里都备齐全了。还有的员工家人从老家快递来的特产，员工自己都舍不得吃，然后又快递给客户。

因为孝道文化的提倡，使得我们与客户成为了一家人，我们对客户的关爱，客户很感激。有客户曾经亲自对我说，你们的这些孩子们虽然年龄都比我的儿女们小，但是他们比我的孩子孝顺，你是怎么教育他们的，太感谢了，我在这里仿佛找到了从我的子女身上失去的东西，太感激你们了。

我们的客户也有三十多岁的，他们都是年轻一代的男企业家、女企业家，他们受到我们员工的关怀和照顾，有的直接掉眼泪了。因为这些企业家在这个年龄段上有老下有小，他们需要更多的关心和爱护，所以从来没有人关心这些企业家，当他们到了我们这里，我们的员工就像待兄弟姐妹一样细心呵护，他们能不感动吗？

当然，我们并非是为了孝而孝，我们只是想通过孝道文化，重拾已经被遗忘的传统文化，将孝道文化继续延伸，发扬光大，当我们老了的时候有人能够对我们尽孝，仅此而已！

## 5 虔德的心成就你的一切

警察抓住了一个小偷，在他的家里发现了大量的最新前沿时装杂志，警察很疑惑，一个以偷为生的人干吗家里有那么多时装杂志。于是，警察问道："你是做服装生意的吗？"小偷有些不好意思地说："我们买这些最最新前沿的杂志，为的就是看这些衣服的口袋设计在哪里。"警察顿时无语。

这是我前几天在朋友圈看到的一个案例，大笑之余，不得不让我深思，就连小偷也需要学习，我们更要学习。现在社会竞争激烈，但归根结底真正的竞争是学习力的竞争，只有不断地学习，你才能储备更多的知识，才能够发现身边别人没有发现的东西，对最新鲜的事物有极度强烈的敏感度，才能发现商机，才能领航整个行业。

一个人无论拥有多高的学历，多少财富，但这一切仅仅代表你无法改变的过去，但只有学习才真正代表着一个人的潜力，代表着一个人的未来。

我经常遇到这样的人，曾经年轻由于血气方刚，精力充沛，好奇心强，学习能力强，取得了非常大的成绩，可是当取得成绩之后，他就躺在自己的功劳簿上睡大觉，再也不去学习了，结果不是社会抛弃了自己，而是自己抛弃了自己。这是多么可怕的事情！

还有一些人在取得成绩之后，依然在学习，可是他仅仅是学习而已，而没有融会贯通，没有将学习到的新知识与过去的经验相结合起来，寻找新的突破口，而是死守着过去的经验，甚至是过去的经验阻碍了今天新知识的学习，这也是更可怕的事情。

所以，一个人要想快速地成长，不仅要突破过去一切的束缚，更要懂得如何去学习，并且持续地去学习，这样才能够成功。

个人不仅要学习，作为我们何氏养生来说，我们的团队更应该学习。如果我们将企业比作一棵大树，那么学习力就是大树的根，也是企业的生命之根，只有根不断地汲取营养，才能有不断的养分，才有可能成长为一棵参天大树。我们再看看身边办公楼里面的企业，不到十年，甚至不到五年，又换了一茬新的公司，如此反复……这些悄然消失的企业由于没有新的技术，没有具有学习力的团队，没有创新能力，最终被社会淘汰。

我接触的企业家比较多，昨天还在一起吃饭，今天企业就可能倒闭了，这些活生生的案例，让我有些心惊肉跳。所以，我在何氏养生一直爱啰嗦的一句话就是：今天你学习了没有？今天你有什么收获？我经常组织我们内部员工互相学习，还投资大批钱将我们的学员送到那些养生技术高超的老师手下，或者学校进行学习，就是通过学习让我们员工的身上流淌着新鲜的知识血液，再加上我们传统的何氏养生技术，这样才能达到事半功倍的效果。

有一段时间比较忙，我与新来的几个员工接触有点少，有一次出去学习，在回来的路上我们坐在同一辆车上，我便问几个新来的员工，你们的发言稿准备好了吗？因为我们每周一都有一个员工自我介绍活动，尤其是新来的员工。通过介绍让新老员工能够增进了解，在工作中能够互帮互助，做好服务工作。

这时，我旁边有一位跟了我一年多的员工，我说你给这个新来的同事讲一讲具体该怎么说？这位老员工对新员工说，你是新来的不要讲太多的话，只要上台问候一下大家，给大家随便说说就可以了。对这个跟了我一年多的员工说这样的话，我听了很不满意，但我当场没有教育她，而是转身对新来的员工说，首先你要抱着一颗谦虚的心，真诚地向大家问好，然后介绍自己叫什么来自哪里？为什么选择了何氏？在这里三四天的考核期，觉得哪些地方你很满意，还有哪些地方你不满意？这些天你学到了哪些东西？你觉得这里的工作氛围怎么样？适不适合你来工作？你觉得如何做才算真正为客户服务好？你目前满意你的老师吗？现在她在哪里帮助你一些？你希望何氏给你带来什么？你希望你能够给大家带来什么？……我说，最后你得总结一下，给大家送一份祝福，比如祝福企业，祝福员工。比如说你祝愿企业能够名满天下，祝福老师能够健康美丽……

这位新来的员工听我说完，不停地感谢我，她说当我说完的时候，她顿时有了思路。我告诉她每个人的文化水平不一样，可能自己组织的词句不一样，但是这个没有关系，只要我们说的每一话是发自内心的就可以了。这个新来的员工沉思了一下说，她知道周一该怎么说的。另外，这个新来的员工很诚恳地说：我非常感谢何氏，我虽然来这里的时间不长，但我感觉是一个懂得感恩的企业，企业文化氛围很浓厚，而且员工和领导平易近人，无论谁遇到困难都能够得到大家的帮助，大家对待客户就像对待自己的父母亲一样细致入微，一丝不苟。她还说，在别的企业领导高高在上，员工们勾心斗角，人与人之间仿佛有仇似的，谁也不喜欢谁……虽然是一个“90后”的小姑娘，但是我们通过她的眼神能够看出她的真诚和认真劲，我觉得我们在当初找人的时候没有招聘错。

其实我们招聘来的员工都很懂事，他们大都会稍微了解一下这个行业，虚心学习，有不懂的地方没有不帮忙的。我们担心的就是那些容易骄傲的，会一些技术就张扬的人，当然我们这里很少有这样的员工。

我如果有时间了，就亲自去带领我们的新员工学习我们何氏的企业文化；如果没有时间，这个任务就落在我们总监的身上。那天我刚回路过一个会议室，我听到我们的总监正在培训一群新员工，之后是新员工将总监当作新的客户进行介绍，先介绍老师，然后介绍何氏的新项目，包括每个新项目服务哪些地方，对身体的好处等等。我听完之后心里乐了，这位新员工口齿伶俐，介绍得滔滔不绝，不亚于一些老员工，我很欣慰！

我们每周一停下一切工作，集中组织员工学习，一方面教大家技术，另一方面传递企业文化，当然也有一些激励活动，只要每个员工虚心，好学上进，在这里能够学到别的地方学不到的东西。我们希望在“何氏”的每个人都能够学到真正的技术，而不是一味地挣钱，如果你挣钱了，但没有学到真正的技术，那么你挣再多的钱都只是暂时的。

我们经常听到大家说21世纪是知识爆炸的时代，其实，说白了就是知识竞争的时代。如果想在激烈的竞争中成为主宰，保持活力、充满竞争力，立于不败之地，那么只有学习才能获得知识，获取信息，才能增强敏锐性、提高洞察力、抓住新机遇，才能图生存，求发展。

当今的社会是知识的竞争、人才的竞争，而人才的竞争更是学习力的竞争，一个人只有锲而不舍地学习，才能及时更新自己的知识，才能跟上时代、科技发展的步伐。在知识经济时代，是否具有学习力将是衡量人才的标准。

如果一个人没有一颗谦德的心，就无从谈起学习力！所以，想要有大的发展前途，首先得学会谦德，只有这样你才能在追求知识的道路上，时刻保持一颗年轻的心，好奇之心，知识渴求之心，脑子里才能够装得下很多的知识与技能。

从我们“何氏”培养人才的角度来说也不例外，不仅需要每个员工有学习力，更需要有一颗谦德之心，只有这样我们才能将“何氏”养生技术真正吸收，并且能够很好地服务到客户的身上，才能真正地为每个客户解除病痛之苦。但是，这条道路是漫长的，正如那首诗中所描述：

……

今夜将远行，

去寻找黎明。

越是遥远，

心越向着虔诚。



## 6 大爱撑天，大德广行

我们“何氏”在招聘人才的时候可谓高标准严要求，只有那些我们真正需要的人，我们才会留下来，否则我们不会养一个闲人，因此在养生这个圈子内挑选人严格，是出了名的。但是，有时候我们去掉“门槛”，尤其针对那些贫穷的大学生，动手能力很强但口才不是很强的人，刚毕业在社会上屡屡碰壁的人。在如今这个快节奏社会，很多单位在招聘人的时候，首先考虑的是你是否有这方面的工作经验，这样一上手不需要花费培训成本，直接干活为单位创造利益。因此，很多有才能的人被埋没。

有一次我与一个员工聊天的时候，无意间她就说到了当年大学毕业找工作的时候，其中有一件事情记得很清楚，她说她应聘了六七家单位了，面试官几乎问了同样的问题：你有经验吗？一个刚毕业的大学生怎么可能有经验。于是，一次次地被拒绝，后来，当一面试官再次问是否有工作经验的时候，她鼓起勇气站起来说：我即使是一只小母鸡，你也得给我一次下蛋的机会啊！你不给我机会，就怎么断定我不会下蛋呢？

当时听了虽然有些好笑，其实也反映出一个社会问题，那就是企业在招人的时候只渴求绝对完美人才，这个世界上有绝对的完美吗？另外，也说明企业有些急功近利，只重眼前的利益，而不考虑长远的利益。

现在很多有才能的人被埋没，就是由于缺少一个平台，缺少一次展示自己的机会，只要有了两者中的一个，他们都会充分发挥自己的特长，将自己的工作做到极致。

我曾经招聘过一个河南丫头，对于我们何氏养生馆来说就是没有门槛的。

当时领她来的是她的哥哥，她的哥哥在中国人民大学上学，距离这里也挺近的。有一次她哥哥到这边做活动，无意间就看到何氏养生馆，他觉得挺好奇，主要是想看看何氏招不招人，他觉得她妹妹在老家农村太辛苦了，一年到头还挣不到几个钱，在北京找份工作怎么都比老家农村轻松，也比在老家挣钱多。

当时我们何氏养生只招学徒和学员，学徒要交十多万，学员也得两三万才能进入“何氏”学习养生技术。

当我们将我们“何氏”的招聘要求及流程，还有“何氏”的企业文化、管理理念等给这个河南丫头的哥哥讲完之后，他觉得何氏各方面都不错，她特别希望自己的妹妹能够加入到“何氏”来，但是就是交不起钱。

当时，我们没有看到河南丫头，只看到了他的哥哥，是一个很儒雅又充满活力的年轻人，虽然没有看到他的妹妹，但是我们似乎从他的身上看到了他妹妹的影子。我没有拍板立刻答应他，而是说你将你妹妹带过来我们当面聊聊，其他细节看到人之后再谈。

一周后，他带着他的妹妹来了，丫头很朴实，很聪明，也很能干。看着他哥哥都上人民大学了，于是我问了一句：“你看看你哥哥上大学了，你年龄这样小为什么不好好上学，而是要找工作呢？”

她告诉我，家里经济困难，父母亲身体又多病，无钱承担两个人的学费，最终她选择放弃了学习，在家里种地，帮助父母亲劳动，农闲的时候到处打工为哥哥挣学费，帮助父母亲减轻负担。

哥哥在一边插话说，当年我的妹妹学习比我还好，如果家里有钱的话，妹妹也有可能考上重点大学……

河南丫头沉默了片刻说，现在她觉得自己长大了，需要学一门手艺，这样才能挣更多的钱去供哥哥读书，给父母亲看病。

一个只有十几岁、身板瘦小的小姑娘说自己已经长大了，虽然她没有长大，但她真的长大了，是她小小的肩膀承担起了整个家庭，我很被河南丫头的精神感动，我觉得我也应该伸手为她做点什么。

后来，我决定免除了这个河南丫头所有的费用，而且我亲自带着学习何氏养生技术。这个丫头只有初中学历，而且没有一丁点养生方面的常识，于是，我带着她一切从零开始，还好这个姑娘聪明好学，很珍惜我给她的这次机会，所以进步很快……

几年之后，他哥哥大学毕业了，工作了，挣钱了，河南丫头回家照顾她的父母亲去了。后来在老家开了何氏养生的加盟店，一边照顾父母一边开店，再后来，她结婚了……

我与她经常通电话，听她过得很幸福，我真的替她高兴……

我还记得我们招聘过这么一个人，那是我接到了一个电话，一个中年男人的声音，在电话中直接夸“何氏”管理如何地好，而且能够学到东西，还能够挣到钱。由于他一上来没有说原因直接说这些，我有些不解他到底想干什么。于是，我问了他，他告诉我，说他听何氏养生各方面不错，想将自己的老婆带过来，看能不能在何氏上班。

可能是开头他在电话里夸“何氏”让我心里暖洋洋的，所以，当他提出这个要求的时候，我还有什么好拒绝的，但我也不能立马拍板说让他将自己的老婆领过来上班，最后我告诉她第二天将自己的老婆带过来，我们面试一下。

第二天，一个壮实的男人带着一个弱小的女人走进了何氏养生馆，这个女人有些胆怯的样子，紧紧跟在男人的身后。当我与他的老公聊起她的时候，这个瘦小的女人一直低着头，一言不发，似乎不善于打扮自己，虽然看样子今天刻意打扮过，但头发依然乱糟糟的，衣服也有些脏。

通过这个男人我了解了这个女人的经历。这个女人在老家的时候被自己的亲生父母看不起，嫁给这个男人之后，由于她不会做衣服更不会做饭，婆婆公公看不起，家里的条件不是很好，老公不得不到北京打工，可是婆媳关系不是很好，媳妇经常挨打，男人很疼爱自己的女人，于是，他从老家将自己的媳妇接到了北京。可是，在北京的生活压力也不小，女人胆小怕事，见人连话也不敢说，多次找工作失败，再说男人也不敢将自己的老婆交到自己不了解的地方去。后来，当工友将“何氏”介绍给这个男人的时候，这个男人立刻打电话进行咨询。于是，她现在站在了我的面前。

最后，我免费收了这个学员。我通过多次聊天，打开了她的心结，她内心的阴暗一点点散去，阳光一点点照射进来，对社会的希望。对自己的自信也在一点点增加，这似乎从她的精神面貌可以看出来，她剪短了长发，换上了干净的衣服，面色也变得红润有光泽了，也知道主动与同事们聊天了……

两年之后，她成为了我们这里的主管，挣的钱比自己的老公还多，家里的婆婆看得起她了，自己的亲生父母也重新爱她了。她时常找我聊天，她说是我给了她第二次生命，我笑着说你的生命是你自己给的……

我们能够在一起工作、学习、生活就是一种缘分，所以我很珍惜彼此在一起的机会，我们的员工同样是这样，每个人的生活轨迹随时可能被改变。所以，我总是告诉他们，你们抓紧学习，快速成长，万一有一天你不在“何氏”了，你依然有一套养生的技术，怎么都不可能饿着自己。我们招聘严格，最终的目的还是希望快速成长。我降低门槛只是为了尊重每个生命，给更多的人舞台，成就每个想成就的人。

也有我的同行或者朋友总劝我，你未必将什么技术都教给你的徒弟或者学员，他们学会了带着技术走人了怎么办？人常说教会徒弟饿死师傅，你难道不怕吗？我说不怕。我总是说一句话，谁也没有将自己卖身给“何氏”，我教的时候要无怨，我教完他却走了，我更要无悔。徒弟或者学员学成离开了，只能说明我上辈子亏欠他的，这辈子还给他而已。如果说人家走了，你就不干了，或痛苦，或难过，或怨恨？你不能怨，也不能难过，也不要后悔，那都是因为你上辈子欠他的，这辈子应该还给他，还给他之后，无论他们去了哪里，在他们的技术里都流淌着何氏养生技术的血液，他们将技术又去救人帮人，同样也是传承何氏养生的技术，至于叫不叫何氏养生已经无关紧要，只要能够帮助更多的人恢复健康，这本来就是我最初的梦想。

# / 第三章 /

# 没有100次的重复就没有101次成功

1. 重复就是最好的培训
2. 只有“三心”没有“二意”
3. 领导力：做团队德行的榜样
4. 严格培训只为最优的服务
5. 没有考核的培训等于零
6. “最美后背”背后的故事

# 1　重复就是最好的培训

每当我与我们何氏养生的许多新老客户交流的时候，他们都夸我们员工的素质高、技术好，问我有啥诀窍，我只能对他们说："我们的孩子都是好孩子！"说实在的，我们员工能够有如此的技术并非有什么诀窍，如果要我非说个诀窍，那就是重复。重复？对，这就是我们的诀窍。我们每天重复地学习，重复地考试，重复地实验，重复地为客户服务……正是这种重复让我们每个员工的技术水平日积月累，从量变最终达到了质变，螺旋式上升最终达到今天的成绩。

我有时也看看拳击比赛，没有哪一个选手一上台一拳就能够将对方击倒，至少几十次甚至上百次才能击败对手，咱们都知道台上一分钟台下十年功。台上十拳头击倒对手，台下就要反复练习十万次，台上一百拳头击倒对方，台下可能要重复一万拳头……如果没有如此重复的积累，就不可能有击倒对手的可能。可能有人觉得这样重复实在是太枯燥了，但我要说这种重复是完全有必要的，只有在重复的基础上才能形成有价值的积累，才能为未来打下基础。

我举个老生常谈的案例，大家都知道七个馒头的故事吧！如果当你吃第七个馒头的时候刚好饱了，你难道就要研究一下第七个馒头是用什么面粉做的？为什么唯独吃了第七个馒头就饱了？我们有没有想过前面已经吃的那六个馒头？这六个馒头就是前面我们提到的一万个、十万个拳头的重复练习，没有它的存在就没有所谓的第七个馒头的存在。

我还算是控制力很好的人，有时候忙的时候在电脑跟前坐十几个小时，除了上厕所、喝水之外，仿佛周围的一切都是无声的。有的人控制力较差，只要周围稍有风吹草动，赶紧张望唯恐自己错过了什么。我之所以有如此的定力，都是我不断强化反复练习的结果。最初我和其他人一样，对周围的一切太敏感，可是如果太多的精力被周围的事情所牵扯，就可能打断我的思路，影响工作进度，我知道注意力分散带来的后果。于是，当下次再遇到这样的事情的时候，明明想转身看看，可是我控制我自己了，没有转身，虽然有点小忍不住，可是一次是这样，两次是这样……时间久了，就养成习惯了，当周围在发生什么事情的时候，我真的是没有察觉到。很多事情都是这样，看似简单的小事情，但如果坚持下来，你就可能做到了，很多人只看到人家成功的一面，却没有看到他为成功做出的积累。

我在培训员工的时候，没有什么技巧，就是重复，再重复，一次不会，一百次重复，一百次不会，一万次重复……再说我们这里没有笨到需要重复一万次的员工，如果这样笨的话也不可能成为我的员工。

我的同事们看到我如此培训员工，都感觉我不是在培训人，还是将一块杯料一点点地雕刻打磨成为闪闪发光的玉石。无论你是一块什么材质的料，我都会用百分之百的心对你精心打磨，让你成为一个至少我用起来得心应手的技术人员，有价值，还让你创造幸福。为了让每一个人的技术合格，我只能贡献我的后背，一遍又一遍地考。

在这种严格的制度之下，没有一个员工说自己不会的。你说不会，好，没有关系，我手把手教你，如果还不会继续教，直到教会为止，有些员工是在当时掌握得不错，过后不勤快练习有可能对一些技术陌生了，怎么办？我就不定期地考试，看你敢不敢将你学到的东西忘记了。

每周一是集中学习的时间，我手把手教你，然后再进行考试，没有通过的总有原因吧！好，你仔细反省一下，重复了十次还没有会的真正原因在哪里？在几百名员工面前忏悔、分析、总结。你想想是否愿意在大庭广众之下丢人，所以她们知道不通过的后果，所以私下互相请教学习，争取在考试的时候一次性通过。可是，有时候你即使准备很充分了，未必能够通过考试，因为我每次考试的题目不一样，每个人考试的题目又不一样，我为什么要这样做呢？原因很简单，因为你面临新来的客户的状况是未知的，所以，你需要懂得我教你的东西，还需要懂得我未教你的东西，只有这样我们才能接待好每一个客户。在我们何氏养生有这么多的中高层都是你的老师，不懂随时可以请教他们，也可以直接来问我，你没有来，这是你的错还是我的错？

我在考试的时候不仅考他们，还得参与其中，这样员工才能高度重视，才能集中精力，才能达到最佳的学习效果。同时，通过参与也是我个人学习提升的机会，我不想错过任何学习的可能。另外，通过参与交流我更能了解员工们的想法，这样我才能有针对性地去培养，将他们放在更适合他们的岗位，只有这样他们才能将自己的能力发挥到极致。

我觉得我只是做了我应该做的事情，但很多朋友说现在养生行业已经很少有人这样做了，别人怎么做我管不着，我先做好我自己。所以，最终能够成为我的员工真是不容易，需要经历九九八十一关，在我的眼里没有学不会的东西，就看你用不用心，舍不舍得自己，敢不敢一百次、一万次地重复。有人这样说我：何总啊，我看只要从马路边随便拉一个文盲进来，你也可以将她打造成一流的技师。的确是这样的！

其实，很多员工听到今天我有亲自护理的客户，都想亲自看一看学一学，一般我都是拒绝的，只想给来我们这里的客户创造一个安静的适合调理身心灵的环境。当然，后来听员工议论，也有偷偷学艺的。一般当我为客户服务的时候，我不由自主地全身心投入，甚至连身边的一切都会忘记，此刻，我的眼里只有客户。我的员工说：何老师，你那种投入的劲儿，好像不是在帮助客户调理身体，而是完全与客户的血液融入到了一起，从客户的身体里面摘除某个病症。

在为每一个客户服务的时候，我们都需要前期无数次的沟通，让客户完全从身心灵放松自己，只有这样才能将身体完全交给我。在做的过程中，我们还需要从语言上不断地提示，一方面让客户做好配合我们的准备，另一方面通过语言让客户明白我每一个手法的原理在哪里，用这个手法的效果是什么，这样的话客户自己在家的时候，身体有点不舒服了也可以自己进行按摩调理。有的客人需要操作几遍，那么同样的话，我们就得重复很多次，这样客户的记忆也深刻了。遇到下一个客户，还是如此，不断重复……

重复是最好的学习方法，重复也可以让再难的事情变得简单。假如你是业务员，在你第一次推销的过程中被客户拒绝了，就此放弃了，也许不会有任何成交的单子，但是你没有胆怯，而是第二次拜访客户，进行沟通交流……第五次的时候客户签单了，这样就是重复的效果。

我们何氏养生就像一个巨大的飞轮，特别重，我们每个人去推，一下两下，这个飞轮纹丝不动。但大家坚持，咬着牙不放弃。突然有一天，这个能量积攒到一定数量，飞轮就慢慢动起来了。一旦这个飞轮动起来，自己就有了势能，后来大家再推，它就会越转越快。大家不要觉得自己每天做的事很枯燥，公司每天也有无数的琐碎的事，我也经常要开很长的会，要跟很多人谈话，每天要把讲过的话重复一遍又一遍。如果没有重复会有今天的“何氏”吗？会有那么多的客户吗？

太阳每天升起又落下，在不断的重复中才有了昨天、今天、明天，才有了春、夏、秋、冬，让我们人类的生活变得多趣有味。人们在重复中诞生，人们在重复中生活；人们在重复中工作，人们在重复中快乐，在重复中痛苦；人们在重复中繁衍后代，在重复中提升自己心灵……

## 2 只有“三心”没有“二意”

一个好的员工必须是不断上进的员工，但是，刚进入我们“何氏”的员工必须经过严格的培训，不断地考试，合格之后才可以正式为客户服务。虽然说着很简单，但每一个员工从进入何氏养生到为客户服务，没有一到两年的培训学习是难以合格的。即使考试合格的员工并非就是高枕无忧了，我们还要不间断地组织学习、考试，不能让每个员工有侥幸的心理，我考试合格了就什么也不管了，这样容易让员工滋长骄傲的心理，不求上进，很快将所学的东西忘记了，为在客户服务的过程中出现差错。所以，我们需要不断地培训学习、不断地考试，让每个员工每时每刻都处于学习的状态，这样才能成为一个合格的何氏养生的员工。

说到这里我想到了一个小故事，我觉得我有必要在这里讲一下。

一只老鼠正在一家仓库里面觅食，一不小心掉进了装满大米的米缸。此时，正直青黄不接老鼠已经饿了好几天了，看到满满一缸大米，老鼠兴奋不已啊！老鼠环顾四周确定安全之后，赶紧吃了起来，吃得再也吃不下去了，老鼠才停止。老鼠觉得这里太爽了，还跑出去干什么？于是，倒头就睡着了。就这样，老鼠吃了睡睡了吃，过着极度舒服的日子。每天的日子都在衣食无忧中快乐地度过……

有时候老鼠睡醒闲来无事，望着越来越高的缸口也想，还是赶紧跳出去吧，要不大米吃完了就跳不出去了！可是再一想，如果跳出去了哪里有白花花的大米供自己吃呢？这么一想，老鼠就心安理得地继续躺在米缸之中吃了睡睡了吃。

直到有一天老鼠吃完缸中最后一粒米，想跳出去的时候，发现缸底距离缸口的高度，早已经超过了自己所能够跳出去的高度，只能在这里要么等着仓库的主人灭了自己，要么只能在这个缸中活活被饿死。

曾经幸福的摇篮成为让自己送命的陷阱，因此，我们将老鼠跳出缸的高度称之为“生命的高度”，而真正的生命高度掌握在老鼠自己的手中，但由于贪心，不思进取，最终自己将自己推向死亡的边缘。

其实，在现实中，我们很多人能够明显地感觉到危机向自己袭来，但是，即使想跳出生命的高度就没有那么容易了。很多人大都想着车到山前必有路，或者还在想天塌下来还有高个子顶着，或者还会想自己未必就会那么倒霉，甚至有的人还想反正这么多人都在这里倒霉自己担心什么呢？其实，最终倒霉的只有极少数的人，因为有一些人虽然嘴上没有说，但已经蠢蠢欲动，做好了跳跃“生命的高度”的准备，当“倒霉的事情”来临之时，他们已经“跳”了出去。此刻，只有没有任何准备的你才发现，原来车到山前未必有路，而是万丈深渊，大个子也跳出去了，“倒霉的事情”不斜不歪地只降临在了你的头上……

员工的培训对企业管理的重要性我想每个人都知道，但无论是企业内部培训，还是外出学习来提高员工的业务能力、整体素质、思想觉悟等，都需要花费企业很多的人力、物力、财力，更重要的是企业的培训往往与员工的工作安排有冲突，企业员工的培训重要性大家都知道，但是要真正组织培训起来就难上加难，最终导致员工无法接触到新鲜事物、新方法、新观念。

我们何氏养生为了让每个员工能够接触到新鲜的事物、新方法、新观念，在培训的过程中提出了“三心”——爱心、耐心、责任心。

让员工接触新鲜的事物，有利于员工与客户沟通的过程中能够找到共同的话题；新方法有利于员工在为客户服务的过程中用最便捷最实用的方法帮助客户解决问题；新观念有利于员工与企业能够目标一致，形成合力，走向更加长远的道路。

我们在培训新员工的时候提出的“三心”很关键，由于每个员工对养生行业的理解程度不同、文化程度不同、接受能力不同，所以我们在培训的过程中不可能实行一刀切，而是根据不同的人制订不同的培训计划，不达目的誓不罢休。

在培训新员工的时候，有的员工可能是零基础，所以我们要有爱心，就像我们教自己的小孩一样，一遍遍地重复，甚至鼓励试错，在这个过程中如果没有爱心，而是面对孩子们的错误而咆哮，最终导致的结果只能适得其反。

除了爱心，我们必须要有耐心，我们不敢保证每个员工一教就会，有些员工可能理解能力差点，重复了几遍都不会，但是我们不能就此放弃，而是需要有耐心，一遍不会教你两遍，两遍不会教你三遍……直到员工学会为止。如果员工不会，我们就放弃违背了我们何氏养生育人的原则。无论基础多么差的员工，只要你肯学，我们就不怕麻烦，我们可以不断重复，一遍遍教你，因为我们有足够的耐心。正因为如此，有人曾经这样说我，马路边即使一个捡垃圾的被拉进来，都可能够培养成为一个养生大师。不是我们多么牛，而是我们有一颗真诚为客户服务的心，让我们做任何事情的时候，无论多麻烦，我都觉得是一件很荣幸的事情，把一个人教成为养生大师，然后让他为更多的人去服务，这不仅是他个人的福报，同时也是我们何氏养生的福报，及我个人的福报。

责任心也可以说是我们何氏养生的灵魂性和精神。无论客户大病小病，到了我们何氏养生馆都没有别的目的，只有一个目标，那就是解除患者的病痛，帮助客人恢复身体健康。面对众多的客户，我个人不可能直接面对每一个客户，所以，我们就有责任将每一个员工培养成为养生专家，只有这样才能为更多的客户服务。无论培养新员工还是老员工，当他们对最基本的养生知识了解之后，都需要我们一个个地考核，再考核，如果没有严格的考核，随便让其为客户服务就是对客户的不负责任。所以，有时候我严格到了让员工落泪的地步，但是在这方面我没有心软，再难也得坚持，因为教好每一个员工同样是我的责任。我们的员工很多家庭并不是多么富裕，甚至有很多家庭需要我们何氏的工资来养活，我要对这个家负责，只有高标准严要求培训出来的技术，才能真正做到为客户服务，对家庭、对何氏负责。

## 3 领导力：做团队德行的榜样

品德是一个人最好的品牌。如果一个人在品德上有污点，那么他难以带领企业走向更高远。

我们经常听到大家说“以德服人，以德治人”，对于企业的管理者尤为重要。一个道德高尚的人对企业产生巨大的影响力，他会让人对企业产生巨大的敬仰之情，能够吸引更多的员工去模仿和跟随。

无论是多么出色的管理者，如果他的品格上出现了问题，那么他的权威荡然无存。如果一个企业的领导者在大众场合说得头头是道，天花乱坠，但是私下却品行不端，搞小动作，心胸狭窄，这样的结果只能是员工表面服从，内心反感，所以在企业最需要他们的时候，他们不会尽力去做的，只是等着看老板的笑话。

有时候管理者的素质不够高，如知识、能力、经验等欠缺是可以接受的，但是如果管理者品质低下，那么员工是不愿跟随的。

优秀的人格魅力是领导者威信的灵魂。拥有良好的道德品质的领导者，常常能够一呼百应，因为他们在下属和公众中有比较强的影响力，可以轻而易举发挥其领导的才能，而道德低下的领导，在员工心目中的微信比较差，部属对他的任何所作所为都持有怀疑、观望的态度，因此，这样的领导所带领的团队的执行力就相对很差，因为员工从心理上很鄙视这样的领导，排斥他所做的一切，还有谁愿意为他尽心尽力地去做事呢？

前几天我的客户给我讲了他们单位发生的一件事，让我对挑选德行好的人才有了更深一层次的认识。

她说她聘请的执行总经理辞职了，这个总经理跟着自己干了七八年，而且为自己的企业创造了很多的奇迹，使得自己的企业从曾经的几个人发展到现在的几百人，而且国外也成立了分中心，估值达到了过去的50倍。

之所以能够取得如此好的成绩离不开这位执行总经理，他不仅有着超人的商业智慧，还有务实的精神。由于他的能力超群，所以很多时候都给放权任他发挥。可是，这一放任问题就出现了，曾经没有发现的问题都出现了。他负责的国外市场乱成一团糟，这都不是问题，严重的是他在国外经常性骚扰女下属，结果女下属要起诉他，吓得他跑回了国。当时追问原因他还不肯说，毕竟纸里面包不住火，最终他还是承认了。国外的公司肯定没有办法待了，于是我将他调入到国内的公司。

在国内的公司待了没有多久，有女同事纷纷申请调到别的部门，甚至有人辞职离开，当时也没有问原因，婉转地拒绝了这些女同事的请求。直到有一天他所在的分公司员工的老公，直接拿着我的这位执行总经理与自己妻子暧昧的视频找到了我，说如果不严肃处理这件事，将采取法律措施。本身他在国外的事情就闹得纷纷扬扬，董事会让他离开，但念在这些年跟着我一起吃过的苦，我顶着压力将他留了下来，现在又在国内出现这样的问题，董事会上我再也没有办法向各位求情了，最终他离开了单位。

当这件丑闻公布于众的时候，这位曾经的执行总经理的形象大打折扣，在下属心中完美的现象顷刻结冰。更为讽刺的是，他在日常工作中一直倡导自己的员工要诚实守信、严于律己，可是他只让他的下属去这样做了，他自己却反其道而行之。无论他今后从事什么职业，但在公众的心目中他已经成为有污点的人，也许这个污点要背一生。

可见，良好的道德品质具有磁石般的作用，使他不仅能够吸引其他人，也会令无数人为之倾倒。无须他去向别人保证什么，人们会主动地聚集在他的周围，心甘情愿地去跟随他、服从他、听从他的任何派遣。人格魅力的这种吸引力和凝聚力，有人将它形容为黏合剂，有人说是原子能。足见良好道德品质对一个人、对一个企业的重要性，所以，作为企业领导者要想带领出优秀的团队，首先要修炼自己的品质，没有优秀的品质，即使取得巨大业绩，也会顷刻倒塌，土崩瓦解。

正因为我们看到了作为团队领导者品德好的重要性，所以我们何氏养生馆在挑选中高层领导的时候，对其品德方面提出了很高的要求，为的就是他们能够成为团队德行的榜样，成为“何氏”的标杆，这样为客户服务的质量也会有很大的提高。

我们在招聘人才的时候，在德行这一方面就设置了很多考核的办法，只有合格的人才能进入到我们何氏养生，进入之后我们还要不断地考核，最终留下来的都是那些真正德行兼备的人才，这些人一般在工作中积极进取，踏实能干，兢兢业业，在工作中取得了很大的成绩，也赢得了同事和客户的认可。在这种情况下，我们会将这些人升任为组长或者是中层领导，如果越来越优秀，我们便将这些人升任为高层领导。

我记得曾经有一个小姑娘由于踏实能干，工作的时候非常认真，我觉得这个姑娘很有前途，就将她升任小组长，可是升任后没有几天，发生的一件事使得她被降级了。

那天，她在为客户服务结束的时候，正好在走廊遇到了我，她似乎很自信地对我说，今天我给客人用了80%的精油，节省了20%，如果每个客人都节省一点，客人多了就节省更多了！她说完之后也许在等着我的表扬，我却对她说："赶紧去将剩下的精油继续给客人做完！"

当这个客人做完身体调理之后，她是个聪明的女孩，觉得自己肯定做错了，于是主动来到我的办公室，对我说："何总，我错了！客人很信任地将自己的身体交给我们，我们就应该全心全意为客户服务，而不是在他们身上偷工减料，这样不仅辜负了客户的信任，更是置客户的生命安全于不顾，我错了，请何总批评！"

每个人都应该为自己做的事情承担责任。当天我们就召开了员工会议，让这个小姑娘在所有员工面前道歉，并且撤销小组长的职务，以儆效尤。

无论你在企业的职位多么高，你的一举一动都可能被员工看到，你是否具有较强的领导力，是否能够顺利带领大家实现我们"何氏"的目标，不但取决于我们在制定目标的正确性，更应该取决于领导者自身的道德品质。

如果一个团队的领导者不但有专业的知识储备，而且品质高尚，处处以身作则，为人表率，在工作中做出了许多成绩，那么大家就会对他心服口服，他的一言一行就容易被下属接受，他做出的决定也往往会获得下属的支持和拥护。这种归属感和接受不是强制的，而是由衷的、自觉的、心甘情愿的，这样员工才能在工作中充满激情，才愿意为这样的领导赴汤蹈火，才能提高工作效率，才能将企业的事情当作自己的事情那么尽力。所以，企业的发展决定于企业家，企业家的发展取决于他的品质，一个企业要想更好地发展，必须把修炼企业家的道德品质放在第一位。

## 4 严格培训只为最优的服务

我们在培训员工时是非常严格的，尤其在整个流程操作上更为严格，毕竟客户很信任我们，将他们的身体交给我们来护理，如果稍有差错就可能对客户的生命造成伤害，所以，降低风险最好的办法就是从我们这里严格地规范每一个细节每一个流程。

因此，在培训的时候，我们需要手把手教员工们养生知识，手把手操作，还需要不断地考试，那些理解我们，知道我们严格是为了每一个人好的员工，再苦再累，批评多少次，都会虚心接受，加紧学习，争取掌握更成熟的养生技术。那些不理解我们，觉得我们如此严格是多此一举的人，说明我们的理念不能同频，这样的人不可能学到真正的养生知识，更不可能全心全意地为客户服务，他们只能成为淘汰的对象。

很多人就是不能理解，他们觉得很多时候，我们具体做到什么程度只有我们自己知道，但客户不知道，认为我们在自己与自己较真，但我觉得这个较真很有必要，人在做天在看，如果我今天少给客户做一个环节，客户的确是无法知道的，但是我们的良心是知道的，良心不能安稳，我做养生就是积德求安心，如果我的心都不能安稳了，就与我做养生的理念相违背，这样我获得的只有痛苦，而无安心。

我的一个客户的孩子，在美国遇到的一件事让我深受启发。她的孩子到美国留学，刚到的时候语言沟通上不是很畅通，为了减轻家庭的负担，她的孩子利用课余的时间去饭店洗盘子赚取学费。他的美国老板要求他把脏盘子用洗洁精清洗之后，再用清水冲洗七遍。这位留美学生一听很简单，于是承接了这份工作。

在最初的工作中，他严格按照老板的要求去操作，用清洗剂清洁之后，再用清水冲洗七次，可是，后来他发现清洗七遍太慢了，而且老板是按件计价，这样一天挣不到多少钱。于是，在用清水冲洗的时候，他少冲洗了几遍，这样就节省了不少的时间，也多洗了很多的碗，赚取了更多的钱。

后来，美国老板在检查这些已经洗过的盘子的时候，发现清洗的程度没有达标，便责问其原因，他才告诉了实情。老板听完之后说：清洗七遍是标准，这是系统管理的一部分，你不按标准流程做事，请你离开。

通过这件事让我们明白，只对工作结果负责还是不够的，如果没有对流程的执行，同样不能算是合格的员工。

我们培训的流程有严格的规定，甚至可以说形成了一种潜移默化的制度。有些东西是白纸黑字上写得明明白白的，有的并非是文字写出来的，而是通过我们何氏养生的传承人一个个传承下来的，每个人都心知肚明，牢记在心，在这些传承人培训自己手下员工的时候，又按照这个流程来要求他们。

虽然并非每个流程每个制度我亲自参与，但是我们每个传承人都严格遵守我曾经交给他们的在操作过程中必须遵守的一些制度，并且严格按照这种制度来遵守。流程是一种工作的方法，而制度则是工作的行为约束。当公司不能为我们提供工作方法的时候，我们就要在制度的约束之内去完成工作，而不是连制度也弃之不顾。

一个企业执行力的情况决定了工作的质量如何，而真正的执行力，是在不违反企业制度的前提之下，严格按照流程执行，在规定的时间内做出企业想要达到的效果。

我们在员工培训的时候近似于军事化管理，新来的员工必须按照我们制定的流程来执行。新员工加入到我们何氏养生馆，也如老员工一样对待，统一着装，每天早晨要集合做早操、唱歌、打太极，开会总结昨天学习的得失，吃饭的时候还得唱《餐前感恩词》，还得学习接待客户的礼仪、同事之间的礼仪，这是对新员工最基本的培训，培训结束合格之后才可以进一步教何氏养生技术。

我们在经营理念上，提出的口号就是：用我的生命为客户的生命保驾护航。在这个过程中我们每天可能遇到不同类型的客户，面对客户我们有一条准则，当客户与我们有矛盾点的时候，在专业技术方面我们当仁不让，一定要给客户分析清楚利害关系，不能一味听客户的，免得最后伤害到客户，但在其他方面我们的客户永远是正确的，我们在服务的过程中一定要微笑服务，注重仪表仪容，做到打不还手骂不还口。

新员工由于对我们“何氏”不是很了解，培训的过程只有两个字：服从。服从我们中层领导的安排，服从高层的安排。面对刁难的客户，要不惜一切代价维护好我们“何氏”的品牌，即使客户指着你的鼻尖骂，你也要含泪笑脸相迎。

只有在最初培训的时候就严格要求每一个人，员工在成长的过程中处处严于律己，这样才容易形成团队的凝聚力和向心力，在需要合作的时候才能快速地拧成一股绳，才能战无不胜攻无不克。如果在培训的过程中任意发挥自己的想法，而不是按照流程或者制度约束自己，每一个人一个想法，在需要大家合作的时候，很难形成统一的建议和意见，各执己见，导致的结果只能是影响工作效率。

所以，我们培训过程中只有严格二字，只有这样训练出来的员工才能在为客户服务的过程中做到丝毫不差、一丝不苟，兢兢业业，才能让客户满意。

## 5 没有考核的培训等于零

没有考核的培训等于零，这是我在考核我们员工的时候经常说的一句话。一个企业拥有完善且合理的考核制度才能分出好与坏，才能提高工作效率，才能起到真正的优胜劣汰作用，才能让优秀的人更加优秀。

考核并非是为了考核本身，而是为考核的目的而服务。用一套系统的、规范的程序和方法，对员工在工作中表现出来的工作态度、工作能力、工作业绩，进行一系列评估，并使评价以及评价之后的人力资源管理有助于经营目标和员工个人发展目标的实现。

缺乏完善的员工考核体系，也就谈不上任人唯才了。现代企业在考核体系受到越来越多用人单位的重视，考核在企业中的推广和使用，也将对推动企业用人制度改革、提高员工的积极性发挥着不可替代的作用，并对企业“尊重知识、尊重人才”的风气与机制建设产生深远的影响。

我们都知道考核是对员工劳动付出的一种反馈，同时也是支付薪酬多少的重要依据。考核的公平性在一个企业中是十分重要的，当然，如果绩效考核不公平，将导致企业员工的流失、满意度不高、效率低下等问题的出现。

一个企业要想快速地发展，离不开制度的保障，尤其是薪酬制度。因为一个员工进入企业的第一位是挣到钱生存下来，才可以谈为老板、为企业的未来付出更多，做出更大的贡献。如果连薪酬都无法保障，其他的东西对一个员工来说都是空谈。

另外，考核制度的落实很关键，很多员工在面试的时候老板将自己的公司包装得很完美，可是当员工进入公司之后，才发现这一切并非就像老板所说的那样，这样不仅是老板个人失信，更是公司失信。还有公司在落实考核制度的时候是否公正公平也很关键，往往有些公司为了留住一些人才在企业执行两种不同的制度，这样不科学的制度不仅无法激励其员工的工作效率，还有可能引发企业内部更多的矛盾，进而影响到公司正常工作。

我们何氏养生考核人才的目标就是在我的后背考核通过，当然这不是最终极的目标，最终极的目标就是在客户的身上考核能够达标。在未考核之前就是一系列学习和考试。尤其是新来的员工，不仅需要考核对何氏企业文化的理解，还需要考核何氏养生技术学习的效果。新员工需要考试，跟了我多年的员工也需要考试，考核对何氏养生技术掌握的程度。可能有很多员工不了解我们何氏养生，听到一大堆的考试就觉得脑袋都大了许多，考试并非是我们的目的，最终的目的就是对我们何氏养生技术掌握的程度。

前面我已经说过很多次关于我们何氏养生的学习与考试的事情，但我还是忍不住要在这里说一说。因为，重复就是最好的记忆，重复可以让难的事情变得简单。

学习是每个员工进入何氏养生最为关键的环节，养生毕竟是一个很专业的领域，并非支一张床、一把凳子就可以养生了，养生必须有专业的知识在里面，但很多进入何氏养生的员工，可能以前只是听说过养生，甚至有的连养生都没有听过，让她一下子了解这个领域也是有很大困难，唯一的捷径就是学习。

于是，我不仅亲自带头去教员工们学习，分配到每个小组的组长也得带着新员工学习，店长及高层领导也得带着大家学习，可谓煞费苦心。我们不仅要强行灌输一些养生知识，更要让他们将这些知识消化吸收了，最重要的是将这些知识理论变成实操能力。有的员工可能对这个陌生行业充满了敬畏，始终对这个行业充满了恐怖，在知识理解上经常犯错误。于是，我们每个小组的组长带领着学习，一遍又一遍……

我强调在对待员工的时候，尤其对新员工需要有爱心、耐心、责任心，我们这些小领导都做得不错，手把手一遍又一遍地教给这些员工。小组长教的目的就是让新来的员工能够顺利通过更高一级领导的考试，在这之前，小组长首先通过简单的考试来检验自己的知识掌握程度。如果没有达到小组长的考核标准，她就得继续教，直到在她这里顺利通过考试了，这个新员工就需要接受店长的考核，如果在店长这里考试没有通过，小组长就得接受惩罚。此时，小组长与店长就有责任沟通来教这个新员工，直到小员工在店长这里通过考试，小组长才算过关，但是我们店长的任务还很重，她需要继续给这些小员工传授养生知识和技术，这次实操的养生技术更多、更复杂，因为在这个环节学到的养生技术越扎实，不仅能够顺利通过我的考试，而且也能够得到客户的认可。店长在教新员工的时候，要不厌其烦，一遍又一遍……店长教完之后，需要新员工在店长的身上进行考核，看是否达到了要求，如果没有达到要求，员工还得继续学习，再考核。有时候店长也需要在新员工的身上进行操作，目的就是让新员工能够通过体会领悟手法的轻重缓急，好在自己操作的时候也能够把握住这个度。

新员工在店长这里考核通过了，就得到我这里来考核，唯一检查培训的效果就是在我的后背做实验。有些新员工学得很扎实，在我后背做实验考核的时候很轻，感觉不到疼痛，而且很舒服，让人很享受，能够达到这个标准的才算合格。有的员工下手很重，让我的后背血流不止，那只能算是考核不达标，只能继续让店长教他们，直到考核合格为止。

虽然我们没有明文的考核标准，但是我以自己的身体做标准也算是够独特的，也还是很有成效的，毕竟我们最终要在客户的身上去操作。

## 6 “最美后背”背后的故事

我就是一只“小白鼠”！

大家都知道为了实验，某些医学科研成果或者临床药物效果用小白鼠做实验，为什么要用它做实验呢？其中，有一个重要的原因就是以小白鼠做遗传学实验很好，因为它的全基因组和人类的相似度极高，很多人类难以治愈的疾病可以在小白鼠身上找到相似性状，从而加以实验发现治病基因；还有就是小白鼠容易培养繁殖，能够满足实验的要求，有很多实验需要千百次的失败做基础，如果仅依靠一只小白鼠完全是不够的；另外，就是成本低廉，其实大猩猩的基因与人类也很接近，也很适合做实验，可是大猩猩繁殖周期长，而且是国家保护动物，即使用来做实验成本太高……

为什么我要在这里提到用小白鼠做实验呢？

因为，我就是何氏养生的“小白鼠”。

很多养生技术用到客户的身上之前，先要经过在我身上无数次的实验，成功之后才可以用在客户的身上。很多人就很奇怪地问我，你那么多的员工，为什么偏偏自己亲自出马呢？其实，当我躺在床上亲身去体验去感受的时候，我才知道在给客户服务的时候手上该用多大的力度和深度，这些东西是看不出来的，只能去实践，只有这样通过亲身体会才能明白，这样也方便我对技术进行调整和方案的调整。

我的学员在我身上锻炼，不一定每次都成功，因此，我的后背经常伤痕累累。我的爱人曾经开玩笑地说，我的后背每一个伤疤都是一朵花，也因此大家将我叫作“最美后背”。

其实，我的“最美后背”还有一段故事！

2009年的时候，我参加一个中医传承的养生论坛，当时有位老师讲一些医学保健的常识，讲到兴奋的地方，他想现场给大家做个试验，于是，临时需要一个模特上台配合，模特需要趴在床上，露出整个后背来演示。当老师问谁愿意自告奋勇上台配合一下，台下很多人听到要将衣服脱了露个后背，可能觉得不好意思，都往后缩。老师反复问了几次，全场三五百人就是没有一个人愿意上台，老师似乎有些尴尬了。

总要有一个人来做模特，这样今天的论坛才算完美，否则无法进行下去。此刻，我站了起来，也顾不得其他人的眼光了，直接上了台，我脱了上衣趴在床上。听到有一位女同学尖叫着：“哎呀！我见过那么多后背，就没有见过这样丑的后背！”

我趴在床上什么也没有说，配合老师一步步在我身上演示……

当老师演示完毕的时候，老师大声地对所有的人说：“我们能不能让何小萍讲一讲她的后背怎么会是这个样子？我相信她的后背是一个个动人的故事！”

当时我就问大家：“你们只是看到了我后背的伤疤，有没有读出四个字？”

所有的人沉默着，等待着我的答案。

我说：“责任、使命！”

由于我们“何氏”在不断地壮大，企业的发展需要一些技术人员跟上，但是我们有一个不成文的硬性规定，那就是所有的技术人员、健康管理师等必须在我的后背进行考核，合格了再上岗，才能为客户服务。

所以，有时候一天考核十多个人，也有一个月下来考核一百多人的情况。有的学生在我的后背进行考核的时候，由于对技术掌握的熟练程度不一样，有的人在我后背轻松过关，有的人在我后背以失败而告终，失败往往代表着我必须付出代价，我的后背划破了、流血了，吓得后面有的学员就不敢再继续在我的身上考核了。但是后来因为学生一批一批上来，然后企业里也需要输送更多的人才，我觉得还是不能停止，还是要继续考，那么免不了后背还是要受伤。

很多次我回到家的时候，我的衣服与我后背的血浆凝结在了一起，如果脱衣服就连着皮也被脱下来，再次流血。睡觉的时候，只能侧着睡觉，不敢躺着睡觉，很多年我都没有面朝房顶睡过觉了，否则脊背受不了，紧防慢防还是会受伤，有时候从床上转起来，床单好像被钉在了后背，也跟着我跑了……

我妈妈有的时候给我换床单都会哭着说：“我们不做这行了可不可以啊？值得你这样？你看你将你自己作践成什么样子了！”无论做什么，我一直告诉自己要做就做最好，我热爱这份事业，我就要用心用爱去传承它。我觉得这就是我们对客户的一份责任，也是我们传承中医养生文化的使命。我没有觉得有多苦，我也没有觉得有多疼，我觉得这一切都是我应该做的。

要彻底将一件事情做好，这件事必须与自己有着非常重大的关系，甚至性命攸关。

比如：有汽车公司需要大批量的防弹玻璃，于是将生产防弹玻璃的任务交给了另外一个公司，可是无论这个公司花多大的精力去研究生产防弹玻璃，汽车公司需要的是100%的合格率，但玻璃的合格率只有80%。此刻，有人给汽车公司提了一个建议：让设计生产玻璃的老板站在玻璃的后面，然后射击玻璃来测试玻璃质量……从那之后玻璃的质量达到了100%。

我就是那个站在“玻璃”后面的人，我必须研发最实用最安全的养生技术，客户才能成为任何病毒恶魔打不穿的“玻璃”，只有这样我才是安全的。

# / 第四章 /

# 自下而上的自我制度

1. 制度要保障关键岗位用对人
2. 员工为自己制定岗位职责和内容
3. 现在我才知道，曾经的我错了
4. 只有榜样没有制度之外的人
5. 爱，是一切制度的最高境界

# 1 制度要保障关键岗位用对人

我在管理我们何氏养生企业的时候，针对团队管理我提出了一个要求：关键岗位用对人，其具体做法就是按岗定人，责任到人，对岗不对人。

这个观点我在很多企业家交流会上谈到过，但是很多人还是有些疑惑，在他们看来企业能够保留下来的岗位都是关键岗位，哪个岗位都不可或缺。在这种情况下如何确定关键岗位呢？其实，很简单，关键岗位就是决定着企业发展方向和目标的岗位。

我们认清并把握好关键岗位，属于我们实现企业的战略目标，找准关键岗位有助于我们抓住企业的核心。为了保证企业的核心发生突发情况照样运转，我们必须给关键岗位配备最强的人员、最新的技术和设备，保证核心有强大的凝聚力，这样有利于在突发情况下企业规避风险，为正常运转缩短周期减少损失。我们认清关键岗位，有利于员工全面了解企业内部岗位设置，使得全员能够树立统一的价值观念，为企业制定合理的薪酬分配制度提供了依据。认清关键岗位有利于我们对市场做出恰当的判断，对人才的需求做出准确的分析，同时也能够防止人才的流失，可以避免关键岗位的空缺造成企业的损失。

我们“何氏”在关键岗位的管理有着自己的一套方法。一般来说，关键岗位最容易导致公司的机密性信息外泄。但是，在我们这里除了客户的个人健康信息之外，没有机密可言。我们何氏养生的技术任何人都可以来学，我们是开放式的。我经常告诉我们员工的一句话：无论谁将我们何氏的养生技术学去，不管他还叫不叫何氏养生技术，只要他能够用我的技术治病救人，至于姓什么叫什么就无所谓了。

我们除了有一套严格的保密管理措施，更重要的是要培养员工的忠诚度，只有他们忠诚于我们何氏养生，就不会干对不起我们何氏养生的事情，我们对待的员工就像对待自己的孩子一样，很多人跟着我干了很多年，对待我就像对待他们的家长一般。另外，我们也与我们员工的家长建立了很好的联系，保证在教育孩子的过程中家长能够积极互动，让我们的孩子向着积极健康的方向发展。另外，我们有很好的福利待遇，不仅员工如此，包括员工的家长都享受着我们何氏养生的福利待遇。另外，我们严格按照按岗定人，责任到人，对岗不对人，属于某一个人管理的环节出现了问题，这个岗位的人进行负责，这样就减少了一些不必要的事情的发生。

关键岗位也容易由于人才的流失造成不必要的损失。很多企业由于关键岗位人才的流失，造成企业核心岗位无人指挥的混乱局面，生产环节掉链子，很多关键岗位的人都掌握着核心技术（比如配方），这些人的离职必然会偷走配方，而其他人不知道配方，最终不合格的产品就会涌入市场，降低企业的品牌。

我们何氏养生为了应对这种情况，往往在企业核心的工作岗位配备的不是一个人，而是多个人。甚至有的员工虽然目前不在关键岗位，但是他具备了在关键岗位工作的能力和技术，一旦关键岗位出现职位空缺，立马有人能够顶替，而且这些人都是经过长期培训、考试合格的人才，她们能够快速地进入工作状态，不需要再做任何的培训。

这就是为什么培训与考试成为我们何氏养生的一大亮点的原因。我们培训不仅培训员工本岗位的工作技能和职责，还需要培训非自己本岗位的技能，为的就是一旦别的岗位出现问题缺少人手的时候，有培训好的员工能够及时顶上，进而减少损失。可以说我们“何氏”培养的不仅仅是人才，更是全才。

何氏养生除了通过制度上的优势保障留住员工，还有更多更好的福利待遇，是其他企业或者单位所没有的，而且我们有很好的晋升机制，再加上健康养生未来的前景广阔，这让每一个有前瞻眼光的人，觉得我们的何氏养生是有着光明的前途的，即使出现小小的波折，大家都能够合理克服。

我们的管理制度是按岗定人，责任到人，对岗不对人，尤其在技术服务这块坚决不能出现任何的问题。一旦出现问题，谁在这个岗位负责谁就要负全责，另外，如果出现问题，一切奖励制度全无，面临的就是惩罚，而且给予家庭的福利待遇将不再享受，这样的代价让每个员工深知孰轻孰重。因此，在学习技术的时候不能有丝毫的马虎，为客户操作的过程中更是小心又小心。

一旦出现问题我们就是对岗不对人，就像我的司机没有按照要求将车停放在该停放的位置，最后导致车被划掉，这个责任只能由司机来承担。我可以给你机会，其实也是给我一次机会，如果你没有抓住这个机会，将不会再有机会。

当责任分配到每一个部门，每一个人的身上之后，要进一步量化。通过深入了解，最终形成部门责任说明书，免得出现问题的时候，由于没有相关证据，某些人逃避责任，影响整体的效益。

只有我们认清关键岗位，然后进行责任到人，这样一旦出现问题，就可以大大缩小追责的范围，而不是互相逃避，无人顶责，这样对那些在关键岗位的人也是一种约束。

确定各部门的关键岗位在整个企业流程中所占的比例，才能最终确定部门的关键岗位。同样的道理，其他部门的关键岗位，也可以通过这种方式得出，最后汇总到一起便可得到企业内部组织的关键岗位。通过对关键岗位的识别，然后才能有的放矢，有主有次，节省了成本，又能够提高效率，对于企业来说是至关重要的一件事情。

## 2 员工为自己制定岗位职责和内容

无规矩不成方圆，制度对于一个企业来说就是把握方圆的尺度。一套好的制度不仅能够维护企业的利益，更能快速地促进企业的发展。

我们在制定制度的时候，最好能够征求制度最终的执行者——员工。通过这种民主的方式征求员工的意见，员工才能觉得企业将自己当作自己人看，自己还亲自参与企业的制度，这样制定出来的制度员工觉得这其中也有自己的功劳，会更加珍惜这份制度，而且会自觉遵守这份制度，不会出现制度是老板制定的，就让老板一个人去执行的想法。

我在这里还要强调的一点，就是既然通过民主的方式制定了制度，那么在执行的过程中就需要“独裁”。我说的“独裁”不是法西斯，而是说我们在执行制度的时候要坚决按照制度去执行，因为这个制度是所有员工辛勤参与制定的制度，是大家的智慧结晶，如果在执行的过程中还打折扣，那这就是浪费大家的心血，对大家的不负责任，此刻的“独裁”才能赢得员工的心服口服。没有一个员工愿意推翻自己参与的制度，否则无异于自己扇自己耳光，这样傻的事情我相信没有人愿意干。

我们在征求意见的时候，一定要避免出现征求不到位的现象，或者看似在征求大家的意见，其实只是走走过场，最终还是由企业的领导拍板说了算，这样的“伪民主”不仅不利于制度的制定，还有可能引起员工的反感。在制定的执行过程中肯定不会去彻底执行，而且当企业征询其他意见和建议的时候，员工们都会选择闭嘴，因为在他们看来反正最终都是领导说了算，自己为什么要浪费口舌呢？可以想象一下这样制定出来的制度，能彻底执行的概率有多大呢？

有一个寓言故事，就形象地说明了这个道理：

厨师把牛、羊、猪、鸡、鸭、鹅召集起来开会，热情地说：“今天我们要充分发扬民主，现在你们说说，喜欢怎样被吃掉？”众禽兽皆不语。

猪哼哼唧唧发愣，鸡鸭鹅正襟危坐。

这时，牛小心翼翼却欲言又止。

厨师语重心长地：“说吧，牛，不要拘束，发扬民主就是要畅所欲言！”

于是牛说：“其实我们不想被吃掉！”

厨师笑着说：“你看你，一开口就跑题了……”

看到会场一片寂静，厨师指着羊说：“羊，你说说看！”

胆小的羊一哆嗦，无奈咕哝道：“其实，吃，吃，吃，猪应当发言，整那个什么，争着说……”

“煮应当放盐？蒸？好！好！那就蒸着吃吧！”厨师点点头，目光扫过会场补充道，“你们看，还是羊的觉悟高啊！”

最后，厨师做会议总结：“大会开得很成功，大家充分发扬民主，讨论热烈，一致认为，蒸着吃是最好的办法！散会。”

这样制定出来的制度不仅猪不愿意，可能所有的动物都不愿意，因为谁也不愿意牺牲自己的利益，来维护某一个人的利益。而且，在这个征求会上，很多动物都没有发言，民主从何谈起，执行力如何保障呢？

何氏养生是我们全体员工的家，所以，何氏养生的每一项决议都需要大家来参与，充分证明自己是这个大家庭中的一员。我们制定制度时采取一种独特的方式：自下而上制定制度。

我在调整制度的时候，先要开一个动员大会，将我们要实现的目标是什么，大的战略是什么，先告诉大家，比如我们的目标就是用我们的生命为客户的身体保驾护航，然后实现这个目标分哪些步骤去走，每个人能够负责哪一步，怎么才能去完成这一步，哪一步出现了问题哪个人负责，按岗定人，责任到人，对岗不对人。

我们将方向和目标规划好之后，接下来就让每个员工去参与制定制度的细节，目的就是不让员工跑偏了。

我们的员工在接到制定企业制度的时候，并非每个人盲目地提意见和建议，很多人需要咨询一下自己的领导，自己这个岗位职责和岗位内容是什么？领导会做一个详细的解答，可能在解答之后有的员工觉得这个岗位并不适合自己，那没有关系，我们可以为员工调岗，将最适合的员工放在最适合的岗位。

每个员工弄明白自己的岗位职责和岗位内容之后，就想象一下在这个岗位如果要想干出一番好成绩，应该在制度上有哪些约束性的条款，然后一一列举出来，自己列举的自己肯定懂了，必然做得好。当然自己在制定制度的过程中包含了奖惩制度，做好了有哪些奖励，做差了有什么样的惩罚措施。如果盲目地给一大堆岗位职责与岗位内容，他们根本不懂。你让一个大学教授给一个小学生定岗位职责与内容，小学生怎么可能懂呢？其实，我们养生这个行业，不需要说太多，只需要将我们说的能够做到就行了，这就是我们想要的。

员工一般在制定自己岗位制度的时候，都制定对自己有利的方面，对自己不利的方面很少提及，这个没有关系，只要你能够发表你的意见和建议，只要是不违背我们何氏养生的整体目标，我一般都会答应的。

员工将岗位制度制定之后提交她们的顶头上司，一般是健康顾问先过一遍，如果发现制度有问题，可能要与自己的员工商讨一下；如果觉得没有问题，将员工自己制定的制度递交给更高级别的领导，即我们的副店长审核，副店长觉得没有问题就递交给店长审核，店长审核之后觉得没有问题递交总监，总监觉得没有问题就直接采纳，除非总监有把握不住的才要求与我进行讨论，一般他就可以做主了，我给他们充分的权力。

我们让员工来制定自己岗位的制度，自下而上的制度。她们自己既然制定了这个制度，就会严格遵守，因为是你自己说的，你应该说到做到，没有任何人比制定岗位制度的员工更了解这个岗位如何能做好。

这样我就省事很多，有时候看到员工按照自己制定的制度做得很不错，但依然有员工不断地提意见，觉得自己制定的制度还不够好，还可以再完善，那我就放手让他们去修改。我老告诉我们的员工们，何氏养生是我们共同的一个品牌，并非我姓何这个企业就是我自己的，它是我们大家的，维护好这个品牌，大家受益无穷。

有了制度就必须按照制度制定，在执行的过程中，对责任的尊重是至关重要的。责任是贯穿整个行动计划的关键，只有每个成员都承担起自己的责任并完成自身任务，才能保证整体行动的顺利进行。

每一个执行者都应该意识到自己的责任，并坚定不移、不遗余力地去执行，这样才能确保团队行动和总体任务圆满完成。身为中层管理者的责任，就是把每个人的责任追究到底，决不让责任落空。

当然，我们何氏养生的企业制度并非是一成不变的，随着我们企业的发展，养生技术的提升，新岗位的增加，人员的变动，我们的发展战略也在微调，所以我们为了适应社会发展，适应企业发展，我们的制度也在调整，只有这样我们“何氏”才能与时俱进，才能发展得更快，更强大！

# 3 现在我才知道，曾经的我错了

我们何氏养生服务的客户中，企业家占了很大的比例，他们在这里通过调理身体舒缓心情，见证他们人性最真实的一面，平时在工作中不得不以严肃的面孔伪装自己，但在我们这里，他们就像倒垃圾一般将苦水和委屈倒给我们。所以，在我们这里我能够听到种种抱怨和不满，有时候听得我的心情也沉重，但更多的时候这些企业家无意间给我提供了很多的经验和教训，让我在管理我们何氏养生企业的过程中少走了很多弯路。

那些叫喊着忙着没有时间养生，没有时间休息的企业家，往往将自己的企业管理得不怎么样，累死累活就他一个人，而员工却无所事事。其实，造成这种后果的原因就是责任执行力不到位，责任不到人。

明确每一个岗位的责任。公司在进行岗位设置时，要明确岗位责任，员工做到各司其职，才能提高效率。建立责任流程，全面提升公司的竞争力。建立科学合理的现代管理制度，严格规范流程，加强监督管理制度；提高员工的职业修养，强化管理者的示范作用。

作为企业的管理者，要充分协调好内部员工的分工与协作，将责任落实到每个人的身上，最大限度地优化整体工作效率，增强员工的工作责任心，从而全面提升公司的竞争力。

但是我要强调的一点，就是我们在制定制度管理员工的时候，制度一定要与自身企业的发展相吻合，让制度促进生产发展，而不要让制度成为你企业发展的障碍。

就像我们这里的客户张总，他在创业的第三年制定了一套完善的管理制度，可以说这个制度凝结着张总的血汗，因为这都是他总结了三年在制度管理过程中出现的错误导致的血淋淋的经验教训。所以，张总很重视自己制定的制度，并且严格按照自己的制定去执行，公司有了保障快速地发展，但是当公司发展到第十个年头的时候，公司的生产效率大大降低。还好张总是个爱学习的人，他到处学习分析，发现是自己制定的制度不再适应当下发展的需求了。

于是，张总通过到外面学习经验结合公司的制度，创新修订了一份新制度，然后公布于众，没有想到这个制度一出台引发一片反对声。不仅底层员工反对，就连中高层领导也反对。张总觉得很委屈，自己修改制度还不是为了大家好，为何要反对呢?

张总认为大家不理解他，于是强行推行新的制度，结果一部分员工提出离职，还有一部分员工以沉默的方式进行罢工，甚至有几个领导也向张总提出离职要求，经过这么一折腾，公司元气大伤。

张总很着急，到处寻找成功的企业家请教，别人也给出更好的建议，他只好回头私下询问员工对这个新制度的看法。张总最终总结制度出现问题的原因有以下几点：制定制度的始终都是他一个人，员工没有任何人参与，有点独断专行的意味。还有就是张总自己是“60后”的人，他的思想与“90后”“80后”年轻一代的员工思想代沟比较大，所以制度出台只是张总一个人一厢情愿的事情，最终导致了大家的抗议。

于是，张总召开员工大会，创新制定企业制度，并鼓励员工积极参与进来……前前后后折腾了三个月，新的制度终于修改成功了，企业又恢复了正常。

张总在制定制度上的成败，对我个人有很大的影响。

记得最早我们何氏养生企业的制度条款有厚厚的四五本，每个部门，每个环节都有严格的制度，甚至将这些制度作为了解我们何氏养生的基础，所以需要每个员工对我们的制度记得滚瓜烂熟，每次培训考试的时候考我们的制度是必不可少的一个环节。当时我们制度的核心就是罚款，我觉得对员工最好的管理就是通过经济制裁，提高他们的记性和觉悟。

所以，每个环节做不好就是罚款，卫生没有打扫干净罚款；为客户服务的过程中，服务没有到位就罚款；甚至连走路走得不好都罚款……无论员工还是领导一视同仁，只要做正确怎么都好说，做不正确必须罚款。

让我印象较为深刻的是，有一次我们的部门经理找到我，递给我一百元。我还纳闷干吗给我一百元啊？她说是自己罚款自己的，就当员工们的学习基金。我问她为什么啊？她说，由于自己疏忽了，在给大家上培训课的时候有些部分没有给大家讲明白，我在这个岗位上应该讲明白大家听得懂才对，但我没有做到，导致员工们跟着我犯了错误。我觉得应该惩罚我，而不要惩罚我下面的员工，惩罚我，光让我忏悔还是不够的，我觉得我得拿一百元钱表示表示，所以我要自己惩罚自己。

我说那你惩罚了你自己，那你下面的员工知道了会自责的，你即使惩罚了你自己，你下面的员工依然不知道自己该怎么做。她说她已经沟通过了，已经与员工们都妥善地沟通好了，也讲得挺明白的，她也认识到错误，也忏悔了，也表示要好好做，做好。

我对她说那就行了，这一百你拿走，她非扔在那转身走人了……

我曾经因为我们罚款多而骄傲，后来，我发现我这样做是错误的。

最早的何氏养生企业制度都是我一个人制定的，有些武断；何氏养生企业的早期制度与现在的管理有矛盾点；罚款并非我们的真正目的，罚款只是让员工做得更好，将客户服务得更好。但是，如果我们将罚款作为目的的话，员工怎么可能有足够的信心去工作，每天的工作重点就是战战兢兢地防止犯错。再说，我们很多员工来自贫穷的农村，指望着工资改变自己的生活水平，扣除他们一分钱对他们都是一种伤害。虽然我是为了有更好的服务、规范的服务进行罚款，但针对员工来说可能认为我就是想给员工少发工资而克扣工资，这样制度不仅起不到管理作用，反而造成他们的逆反心理，有可能将员工培养成了我的仇人。

于是，经过全体员工商议，决定按岗定人，责任到人，对岗不对人的管理制度，让员工按照自己的岗位制定岗位职责和岗位内容，取消了原来的罚款制度。

没有想到这样却收到了更好的效果，员工积极性更高了，服务的质量也更好了，大家主动能力也提高了，更重要的是曾经厚厚的四五本制度变成了没有制度，全靠员工自我约束。

我在这里说的就是在制定企业制度的时候，一定要从企业当下的情况出发，做到责任到人，提高执行力，但在制定的过程中懂得对责任的尊重是至关重要的，责任是贯穿整个行动计划的关键，只有每个成员都承担起自己的责任并完成自身任务，才能保证整体行动的顺利进行。另外，不要就像我当年做出的决定依靠罚款来维护制度的存在，这是完全没有必要的。我是服务性行业，给员工多一份人性关怀，员工给客户百倍的服务质量，这就是我要的效果。

# 4 只有榜样没有制度之外的人

我们知道一个企业的领导就是企业的一面镜子，你是什么样的人就带出了什么样的队伍。最初，我对这句话还是不太认可，但是随着我管理的时间越久，越觉得这句话有道理。

每一个人在这个社会上生存，都不是一个独立的个体，大家与这个社会有着千丝万缕的联系，当我们要想赢得别人的心，那么我们必须拿自己的身心去交换。作为企业领导者，都希望员工在工作中能够充满激情，提高工作效率。那么作为领导者首先就要做下属的榜样，而且严于律己，这样你的员工才能心服口服，才能跟着你取得更大的成绩。

企业领导者的一言一行多少传达着某种信息，在很多情况下，企业的管理者就是企业的一种标杆，领导如何去做，员工在工作上就刻意去模仿，进而潜移默化影响到每一个员工。

因为企业管理者具有榜样作用，可以影响到团队管理的整个质量。那么作为企业的管理者就要做出示范作用身先士卒，以积极正确的示范导向，调动每个员工的积极性，激发每一个员工的干劲。如果企业的领导层每个人都整天愁眉苦脸，一副消极的状态，只能削弱员工的工作激情，甚至有的员工看到管理者这副嘴脸，进而怀疑企业是不是要倒闭关门了，怎么可能还有信心去工作呢？

可见，企业管理者在企业中不仅起到管理的作用，更是起到了榜样的作用，有极强的感染力和影响力，甚至这种力量是一种无声的命令。

虽然企业管理者没有发话，但是领导者已经开始这样做了，员工立刻在行动中响应领导，积极跟上。所以，为了充分发挥领导正面的积极的作用，领导就要严格管理好自己的一言一行，管理好了自己才能达到事半功倍的效果，否则一切都是空谈。

联想集团总裁柳传志，是我很敬佩的企业家之一，但是只是停留在他将自己的企业做得很大很强，仅限于此，至于他是怎么做的，我不是很清楚。不过前几天我读了他写的书，让我为敬佩他找到了一个很具体的理由。

书中有这样一个案例：柳传志为了提高工作效率，每周一全体员工停下手中的工作都要进行培训，这和我们何氏养生每周一全体员工培训一样。有一段时间柳传志发现，自己已经到会议室了，还有一些员工及中高层迟迟不见出现。有时候为了等几个人，浪费十多分钟时间，对视时间为金钱的柳传志来说是不可忍受的。于是，柳传志在会议上宣布了一条纪律：以后任何人迟到自觉地在门口罚站5分钟。这个纪律公布之后，迟到的现象明显有了好转，但是依然有极少数人迟到，但能够自觉罚站的人没有，他们找各种理由溜进会议室。

这周一大家都到会议室了，但是还不见柳传志到达，员工们都有点幸灾乐祸，彼此都会意地耸耸肩。此时，柳传志来了。大家都闭住了呼吸，看他怎么办，只见柳传志很自觉地站在门口。员工们看到柳传志自觉罚站了，有些紧张，因为柳传志毕竟年纪大了，而且这么大的领导罚站自己，员工们此刻有点内疚了，但柳传志很镇定。五分钟之后，柳传志走进了会议室，继续给大家开会。柳传志自己颁布的纪律，那么首先自己得遵守，要不其他人怎么会去遵守呢?

联想有很多老员工跟着柳传志一路拼过来，他们有的甚至年龄还比柳传志大，都是联想的老领导了。柳传志觉得让老领导罚站从他内心来说过意不去，但既然作为一项制度执行，那么任何人都必须遵守，任何人都不能成为制度之外的人。于是，柳传志私下跟这些老领导承诺："如果你迟到了，你罚站一分钟，晚上我去你家罚站一小时。"老领导被柳传志所感动，都尽量不迟到。即使有的老领导迟到了都很配合地罚站，但柳传志遵守私下承诺，晚上去这些老领导家里罚站，虽然这些老领导不愿意让柳传志这样做，但知道倔不过柳传志，就只能让他这样做了。

关于柳传志自觉罚站的消息不翼而飞，整个联想集团都为柳传志的五分钟罚站而喝彩，其效果也不言而喻。

领导以身作则，不仅能够获得下属的忠诚，同时也能够赢得下属的信任，拉近与基层员工之间的距离，这样员工才能及时地反馈企业生产服务中出现的问题，这样领导才能掌握真实的情况，做出相应的决策调整，避免让企业陷入危机之中。当然要达到这一步，管理者就必须要在工作中身先士卒，最好带头作用。

我们"何氏"有一套完善的制度，曾经因为制度多罚款多而骄傲，现在我们的制度变"薄"了，甚至没有了制度。我们全体更加团结更加有人情味，合作更加愉快。没有制度并非真的是没有制度，而是这些制度都融入了我们全体何氏养生人的血液，不需要非得白纸黑字体现出来才算制度，大家都知道哪些该怎么做，哪些不该做，不做有什么后果，做了有什么后果。在全体员工的心目中都有一条"红线"，这就是我们的制度。

从我个人的角度来说，更应该明白这条"红线"在哪里，这样当大家出现错误的时候，我不必拿出制度对照着去衡量，而是一目了然，而且制度对我本身也有很好的约束，让我时刻去注意自己的一言一行，也让我的形象气质有了变化。

由于我们面对的是不同性格的客户，所以，在对待客户的时候就要明确制度要求，无论客户提出什么样的要求，我们都应该笑脸相迎，心平气和地对待，而不要有任何的争执。

有一部分客户在工作中、家庭中受到了憋屈，无处发泄，当到我们何氏养生的时候，完全将我们当作出气筒了。甚至有的人觉得自己花钱了，就理所当然可以这样。有的客户甚至还辱骂我的员工，让员工在工作的时候心理承受着巨大的压力。

我的员工每天辛辛苦苦地工作，支撑着整个家庭，但她们每个人都是有尊严的，希望我的客户能够体谅我们的员工。

前天，我突然对我的员工发火了。原因很简单，有个客户向我投诉，说我的员工没有给他服务到位，当时客户投诉的时候我正在开会，手机调静音，客户打了十几个电话，我都没有接到，后来客户生气了发了一些难听的短信。当我看到这些短信的时候，我没有责怪客户，而是先找到了为这个客户服务的员工批评了一通，员工哭了！事后，我想了想还是自己错了，因为我们制度中也有关于上下级出现问题如何解决的明确规定，当上下级在工作中出现矛盾点时，领导应该像员工对待客户一样对待员工，心平气和地问清楚原因，找到解决问题的办法，而不要一味批评……

我找到我的员工道了歉，拿出500元的罚款，作为对我的惩罚……

企业的领导者也是企业的一员，我们不能有高高在上的特权优势，如果你这样做，你的中高层领导也会这样做，最后真正受委屈的只有最辛苦的底层员工了。而企业的利润就是依靠这些员工们创造的，我们要给他们更多的关爱才对。我们争取按岗定人，责任到人，对岗不对人。

即使领导做错了，也应该按照制度中相关的约定进行惩处。遵守公司的各项管理制度，满足管理者的管理需求，是公司里每一位员工的基本义务。然而，制度的执行最重要的是管理者要做好带头作用，不能让制度只针对员工，而让领导逍遥制度之外。

我们每个带团队的人都要遵守制度的约束，否则团队犹如一盘散沙。只有制度的约束，才能成为一个牢不可摧的整体，才能朝着既定的目标稳步前进，而制度是维系这个整体的纽带。在制度面前，企业领导要一马当先地做出表率，让制度在企业内部得到不折不扣的执行。

## 5 爱，是一切制度的最高境界

我经常说完善而合理的制度是企业快速健康发展的保障，因为只有有制度才能够增强员工的责任意识，进而树立敬业精神，提高工作效率。企业的领导在制定企业的制度的时候，要从自己企业的发展实际情况出发，制定出合理的制度，让制度成为促进生产的动力，而不要成为企业发展的阻力。

另外，在有了制度之后就应该提高执行力，必须做到真抓实干，管理到位。为提高企业内部竞争活力，更好地发现和使用人才，使每位职工能够胜任自己的职务，进一步提高工作效率和工作质量，就要真正做到岗位落实，强化责任意识，责任到人，确保各项工作有人可循。通过考核、奖惩、培训，使企业内部之间形成良好的学习和竞争氛围，使职工不断提升自身的价值，更好地为企业服务，实现企业利益最大化。

但我还要强调的一点就是，无论多么完善的制度，无论什么责任到人、岗位职责，都比不过对他们的爱所起到的作用。因为，爱才是一切制度的最高境界。

我多次说我们曾经的制度有厚厚的四五本，而现在几乎没有制度了，是因为我觉得越来越多的制度让我与员工之间形成了纯粹的工作关系、上下级关系。如果这种关系过于明显只能产生陌生，我做我的管理抓钱，员工做自己的员工挣钱，这是我所不希望看到的。我希望我们的何氏养生馆是一个团结的，和睦的，充满人情味的企业，在何氏养生馆就像在自己的家中一样，这样的结果就是员工充满激情，无压力地工作，客户到了这里也就像到了自己的家中一样放松，我们的调理才能起到真正的疗效。

我为我们的员工制定了完善的福利制度，这些制度充满了满满的爱，比如三育基金、孝亲基金、教育基金等。

三育基金是送给我们员工的儿女们的，主要包括抚育、养育、教育等基金。凡是在我们何氏养生企业上班的员工的儿女们，根据他们的妈妈在这里的职位不同，工作的年限不同，相应地可以享受基金奖励，用于教育孩子的未来。

从我的员工怀孕开始起，到呱呱坠地，哺乳……直到18岁孩子成人，在此期间吃喝拉撒、教育等，一切费用我们都有对应的基金。怀孕的时候我们的员工有一笔奖励，生孩子的时候也有奖励，当孩子一周岁的时候也有奖励……我们就想通过我们的三育基金，让我们自己的儿女们能够吃好喝好。很多员工闯北京很不容易，通过这个基金让他们的下一代能够有一个保障，这样远在千里之外的老家的父母亲也很放心，我们的员工也才能踏实地工作，而无后患之忧。

孝亲基金是直接给员工父母亲的基金，这是我们何氏养生对员工父母亲关爱的一种形式。虽然我们鼓励每个员工经常给自己的父母送红包，但是，很多时候父母理解儿女的不容易，一般不会接受红包，或者儿女们自己也舍不得给父母多少钱。

于是，我们成立了孝亲基金，我们直接将钱给员工的父母亲。每个员工的父母亲对我们的反应很好，每当他们的子女在工作上有压力的时候就会劝说：这么好的老板不容易遇到，好好干着吧，在这里工作是我最放心的，你踏踏实实的，你也不用为家里操心，反正每个月都有你单位给我的开销，足够我们去吃喝拉撒了。

员工家里的老人放心，员工们才能踏踏实实地工作，才会觉得这个企业有价值，即使家里有一些琐碎的事情，也不必要让儿女们回家，他们自己就可以解决了。

曾经有的父母亲第一次离开儿女那么久，很想念儿女，只要自己有个头疼脑热赶紧给自己的儿女们打电话，让他们赶紧回家去照顾自己，但现在不会了，员工的父母亲有什么事情尽量自己解决，也不会告诉儿女们，让儿女们无后顾之忧地在外面拼搏。

教育基金，主要针对我们员工子女及员工自己学习用，比如有些员工的家庭困难，儿女上学的学费是一笔不小的开支，尤其是大学学费，为了不让他们的子女无钱上学，我们可以通过教育基金解决孩子上学无钱的困难。

还有就是我们鼓励我们的员工多学习最新的知识，比如说我们的总经理职位，她不可能局限于现在掌握的知识，她需要学习更多的新的知识，公司可以从教育基金拿出一部分钱，让员工出去学习深造。每个员工的岗位不同，所需要学的东西就不一样。比如总监是做销售的，她不可能永远只会做一个销售规划，有可能随着企业的发展被调整到管理部门，你无任何管理的方法和经验，但是别人有好的经验和方法，我们就可以从教育基金中拿出一部分钱让她去学习。

我们的教育基金让我们何氏养生企业的每个员工，各个方面的能力都有不断的提升，这样才能让我们何氏不断地提升，发展才能更迅速。

我们通过一些福利制度去爱我们的每个员工，每个员工都是有感恩之情的，但是我们不要他们回馈我们何氏养生任何东西。我们只要他们认真工作，对得起何氏养生，对得起自己的父母，对得起自己所服务的客户。

在这种有形与无形爱的制度中，员工被感化，提高了自我约束的能力，他们的家人也经常督促自己的儿女们好好工作，这样让我们的制度可有可无，有形的制度无形的爱推动着我们何氏养生一路向前。

# /第五章/

# 自我忏悔才能够让灵魂觉悟

1. 我们没有惩罚只有忏悔
2. 忏悔中唤醒内心深处的德行
3. 忏悔让我们的灵魂更纯洁
4. 心胸越善良舞台越宽广
5. 感谢客户成就了我们彼此
6. 忏悔的力量

# 1 我们没有惩罚只有忏悔

我一直告诉我的员工，无论身体也好，事业也好，家庭也好，有一点如果你不做，你就没有一个好。这一点是什么呢？就是忏悔！我们每个人都应该学会忏悔，我说的所谓的忏悔不是一句简单的“对不起”，而是发自内心深处最真实的后悔、自责、道歉、请求原谅。

现在很多人，尤其是年轻的人犯错的概率很高，而且还是在不知不觉中犯下了错误。犯错就相当于心中中毒，忏悔相当于排毒。心诚则灵，才可以真正地排毒。

比如堕胎现象，这一伤害无论对男的还是女的都是一种极大的伤害，我们不能仅批评女方，男方同样也有罪过。在我们的灵魂里面堕胎的影子是不可能走的，它时不时出现在你的脑海，困扰着你，向你讨债，所以我们只有好好劝说，真心忏悔它才会离开你的心灵。

不是我迷信，至少在我看来，这些被堕胎的胎儿上天无路入地无门。因为他什么都不算，他们是在还没有成熟时就被强行杀死，尤其他们的灵魂看到你现在的孩子过得很好，他就很愤怒，凭什么我们都是你共同的儿女，他们过得那么好，而自己被早早地消灭掉呢？所以，他就得折腾你，折腾得让你整天发脾气，甚至你连你自己都不知道自己为什么发脾气，这样使得你的脾气越来越不好。

所以，我们一定要认真地对自己的“胎儿”忏悔，可以不写忏悔文，也可以用最简单的“对不起，请原谅，谢谢你，我爱你”来表达，告诉他由于自己的不懂事，由于年轻，不知不觉伤害到了他们，请求原谅。其实，只是生不逢时，如果他现在降临你照样会疼爱他们，你将这些说了，也许他就安安静静地离开了，你的心里也踏实了。有些东西虽然没有科学证明这一切，但通过我们的忏悔使得我们的内心会更加地安宁，当你再次处在犯错的边缘的时候，忏悔会警醒你不能再次犯错，这样我们会变得更善良、更慈悲。

所以，我希望每一个男人、每一个女人都珍惜自己的身体，尊重每一个应该来到这个世界的孩子。当我们做错了就应该忏悔，让我的罪孽减轻一次，良心安慰一些。

每一个人都应该尊重自己的父母、公公婆婆，不要与老人之间闹矛盾，更不要有时候图自己一时爽快说出伤害他们的话。如果有些人性格不是太好，在父母、公公婆婆面前说了不该说的话，一定要真诚地道歉，一定要诚心，发自内心地承认自己错了，如果仅仅是走过场那就算了。如果不知道忏悔，总有一种力量来惩罚你，这就是为什么有些人不孝顺自己的父母、公公婆婆，在工作中、学习生活中到处碰壁就是这个道理。

有的人父母、公公婆婆已经离开这个世界了，现在想起他们在世的时候做过很多对不起他们的事情，一定要去坟前忏悔，告诉他们你现在才明白自己错了，并请求他们原谅。如果你不去做，你们的父母、公公婆婆的样子随时会出现在你的前面提醒你。当然，有时候是他们借助别人的身份出现，比如你在大街上走着突然在你眼前出现一个人的身影，明明是别人的身影，但恍惚之间你感觉那个人就是你的父母，就是你的公公婆婆，这是因为你的父母在提醒着你，有时候生病了连医院也查不清楚，但我们心里默默对着我们曾经伤害过的人忏悔，也许病就好了。这些东西科学是没有办法证明了，但在我的身上验证了好几次，我是信了。

当员工在工作中出现了问题的时候，虽然没有直接伤害到任何人，但从侧面意味着就是伤害了我们的客户，伤害了我们所有的员工，伤害了我。我们曾经在制度中有明确规定，进行罚款。现在我们没有罚款这个说法了，员工在工作中出现了问题，就需要给客户道歉，在全体员工面前道歉，对天地道歉。我依然强调的是真诚，虽然你觉得你是道歉了，但你道歉不够诚心，可能效果适得其反。

当你立马忏悔了，这些由忏悔转化成的正能量在你身体里面运行，使得你犯的错误少了，这样你心情也好了，工作起来也顺手了。

只要做错了事就忏悔，当着很多人的面忏悔，越是阳光下的忏悔，效果越好，越是能够证明自己的诚心，藏着掖着的怎么可能是诚心呢？跟一个人忏悔，与跟十个人、一百个人的效果是不一样的。

以前你没有注意到你办的是错事，你要是知道错了，不管哪一种情况也是错了。虽然男孩子没有堕过胎，你让人家堕了胎了，你一样有罪过，也需要忏悔，这对身体养生还有健康长寿上的帮助挺大的。

我们要学会忏悔，忏悔不仅是内心的一种修行，更是一种对信仰的修炼。当真诚地去忏悔，会让内心更加干净。当我们内心更加纯洁干净，我们才能很简单地看待这个世界，我们工作过程中多大的困难处理起来都会变得简单起来。忏悔就是弯腰，当学会弯腰的时候，我们就变得成熟了。弯腰一次你的尊严也来了，内心坦然了，脚着地了，你才成为最真实的自己。

## 2 忏悔中唤醒内心深处的德行

很多人都在“向钱看”，但是你会发现钱这个东西是会动的，它不老实不安静，过于强调它就会发生很多不愉快的事情。当你知道这样是不正确时候，当你忏悔的时候，同样是一元钱，但这会儿一元钱的用处更大，就算你不赚钱，你这里一百元再打开的时候，能够干的事情似乎比一元钱还多。

那么，原因到底在哪里呢？这就是吸引力法则，就像我们烧一壶水，你越是着急它越是不开，不是说它真不开，它就是不给你开，当你不注意的时候，它就开了。

当我们越是追钱的时候，我们纠结我们得多长时间挣到多少钱，有这样的难过，那样的不开心，当我们静下来的时候，你从你自身找问题的时候，你无论在哪里都可以轻松挣到你所希望的钱数。

我们每回修行的时候，我们不是挣钱的，而是向外拿钱，既就是拿出一百元钱也够你花了，如果是以前，你会发现钱不少，但是它就是不够你用，因为你没有用心，用你的灵魂去真心实意的做事情，你不知道你一路小跑你是错着跑，当你跑对路才能使你安静下来，你内心才是最光明的时候，它就是个钱，以前是张纸。

修行就是修自己，只要修行的人都是有福报的人。十多年前我发生了一点交通意外，到底是什么原因让这件事发生在我身上？当我静下心认真忏悔，我终于明白了，当我一心冲着钱去，越是这样钱越是不属于我。当我静下来的时候，这一路平平安安，该属于我的东西自然向我靠近，不必去拼命追求。越是追什么，什么就越跑得快，这是为什么呢？这是因为灵魂跟不上你的肉体，当我们拼命追求不属于我们的东西的时候，灵魂追不上我们的时候，它只能离我而去，去追别的东西。灵魂知道你要干什么，知道你该干什么，不该干什么。可是灵魂没有双手，不可能拦着你，也不可能抓住你，但它替你着急，它不能就像你一样去奔跑，因为你追逐的这些事都不是它所真正想要的，而且也是错误的，所以，灵魂只能通过别的方式来阻止你。

当我静下来的时候明白我错在哪里？这就是想要我去忏悔，去反思。当你静下来慢下来，你的灵魂就跟上了。就像脉动的广告语一般：生活有起有伏，容易不在状态，神丢了，还好有脉动，让你随时脉动回来……

我觉得“神”就是灵魂，是思想，是信仰，我们要学会忏悔、懂得忏悔，才能找回属于我们的灵魂。

当你做对了事情的时候，知道好多事，完善自我的时候，你看好的东西，照样还是拥有一百元钱，这一百元钱价值就高了，它很经用。所以没有信仰就没有大福气，没有大变化。比如你伤害了别人，你就认真的，诚心地站在别人面前鞠一个90度的躬，深深的表示忏悔，看似给别人鞠躬，其实就是自己为自己鞠躬，自己拜自己。

我对这方面的体会是很深刻的。有一次，我找到我们的店长，我深深给她鞠了一个躬，把她吓了一跳。她慌了神，问我怎么了？我告诉她，这些年一直陪伴着我走过来不容易，你将部门管理得井井有条，对同事们无微不至的关怀让我很感动，我却很少给你关心，而且我这个人浑身都是刺儿，不知不觉中伤害到了你，我在此向你道歉。

我这一鞠躬我的心里放下了，我的店长说她的心里也舒坦了不少，这是她后来告诉我的。你知道自己错了，还知道忏悔，道歉，谁听了即使不接受也得接受，毕竟人家服软了，你难道还要伸手打一个真心向你忏悔的人不成？其实，人与人之间的矛盾就如隔着一张纸，每个人都不会有大的毛病，当你知道自己不完美的时候，对方可能也觉得是这样，但是你一忏悔一道歉，对方看你有诚意还会与你计较吗？

我们谁也不会将谁用刀拉开个口子看看心到底是什么样子，更何况还是一颗无形无相的心，谁也不会看看是红的、还是黑的，是善的，还是恶的，但是你表现的出来的是头上长角，身上长刺。所以，当我们心怀善念，做事讲求德行，懂得忏悔，我们的刺就会慢慢地收起来，别人看着也舒服了，也愿意与你进行深层次的沟通交流了。

我上小学的时候很调皮，经常被老师赶出去站墙角。其实，很小不懂事，调皮也不是我的本意，但是当你给别人一种不舒服的感觉，这就是对别人的一种伤害。对方看着你不舒服，不好意思说，憋在心里，时间久了就憋出病来。所以，我们每个在这个世界上的人总是有意无意地伤害着别人。因此，我们要学会忏悔，不要觉得自己得罪了别人才去忏悔，其实我们已经得罪了别人。经常忏悔有益于我们修炼德行，有益于我们更加以健康的心态面对别人、面对生活、面对自己。

## 3 忏悔让我们的灵魂更纯洁

我经常听到很多客户抱怨这个世界对自己的不公，其实并非是这个世界不公，而是内心肮脏所导致。只有清除自己的内心的肮脏，让内心是时刻保持干净的，那么这个世界时刻就是美好的、公平的。

忏悔是人类灵魂的清洗剂，佛陀曾说，有两种人在佛法修炼上有成就，一是按照法律规定的框架内进行修行、生活、不会犯罪；还有一种人是在犯罪之后能够忏悔。一个人犯错并不可怕，但可怕的是明明犯错了但不认错，没有悔改之心，这种人是最可怕的。所以，当我们在犯错之后一定要诚心忏悔，痛改前非，保证以后再也不会犯这样的错误。

我们每个人在日常生活中都知道打扫自己生活的环境，有人去打扫自己的不良行为，清理我们思想和灵魂上的污垢。因此，我们遇到更多的烦恼，我们的灵魂被玷污得一塌糊涂，如果不用忏悔去清洗自己被污染的灵魂，那么我们将是一个什么样子？就像我们有一件特别漂亮的衣服，而且很干净，如果我们穿脏了，脱下来不清洗，胡乱仍在一边，过几天捡起来再穿，穿得更脏了，又仍在一边，如此反复，一直不记得清洗，最后衣服只能腐烂变质。

我们的灵魂也像新衣服一样，本来很干净，因为有了贪嗔痴的原因，使我们造下了许多罪，烦恼污染我们的灵魂，罪过带来生命的痛苦。因此，我们现在学习忏悔，使我们懂得用佛法的忏悔法门，去清除自己心灵上的污垢，使我们的人格恢复到本来的面目。

我们何氏在帮助客户清理肉体的病毒，更清理心灵的垃圾和污染。所以，忏悔也是很多客户在我们这里排除毒素与污染的一个可行的方法之一。很多客户很要强，大半辈子只知道向前冲，但从来没有关注过自己的灵魂是否跟得上自己的脚步，每天觉得累，每天一睁开眼睛就知道挣钱，养活家庭，养活儿女……在他们的内心有一颗虽然跳动但已经污染得变了形的灵魂。在我们这里忏悔的客户痛哭流涕，但最后换得了灵魂上的轻盈。

前几天我的一个客户朋友还给我说了她忏悔前后的收获。她说自己之前是一个邪淫妄语贪嗔痴慢都很重的人，犯了很多的过错，上天给她的报应也是很大的，使得她不仅在生意上屡屡受挫，而且身体不好，处处遇小人。自从认识到忏悔的妙处，真诚的来忏悔自己曾经做过的一些不好的事情，伤害过的每一个人，并且默默立下誓言，永远不再犯这个的错误。从那之后，她每天做忏悔。虽然有些得罪的人，从内心深处是很想道歉，拉不下面子一直没有道歉，这件事虽小但成为了折磨她的根源，通过忏悔她觉得自己仿佛是当着面道歉了，她的内心平静了，五杂念了，现在她觉得一切向好的方向发发展，生意上顺利了好多，身体状态也有好转。虽然还没有到完全的理想状态，但是和以前相比已经有了很大的改观，既然知足常乐，更要去不断地忏悔。

我的一个很年长的师兄，最近老嚷嚷着说自己的腿疼，王凤仪老善人曾经说腰腿疼一般是以前对待家人不够好出现的问题。我这个师兄他总觉得自己在年轻的时候，帮助弟弟和妹妹让他们来澳门生活。正是因为他的帮助，弟弟妹妹在澳门衣食无忧，家里的任何一笔开支都是由他来支付，谁让他是家里的老大呢？弟弟妹妹利用他的钱成就了属于他们的辉煌，但是随着年龄的增长，他越来越觉得弟弟妹妹却不像自己对待他们那样来对待自己。当年自己掏心掏肺来对待他们，现在他们也应该掏心掏肺来对我，他觉得弟弟妹妹对自己不好，为此一直生气。师兄将这份怨气一直憋在心中，使得她腰腿疼，血压不断升高。

我给我的这位师兄建议去向自己的弟弟妹妹忏悔，这个师兄听了大嚷着，我又没有做错什么？我为什么要向他们忏悔，倒是他们应该向我忏悔才对！我说，你不跟弟弟妹妹忏悔，不管他们有什么错，错了多少，首先你那么想念他们，你想让他们跟你一样，那你就错了。你的弟弟妹妹过早地失去了父母，你作为哥哥就应该像父母亲一般疼爱弟弟妹妹，而你只是给了金钱，却没有给他们父母一般的爱。你作为家里的老大，你懂事在先，但你却没有懂事，那么说明是你错在先，你去跟你的弟弟妹妹忏悔。

我的师兄觉得我话有道理，可是现在弟弟妹妹都远在澳门，自己却在北京，要向弟弟妹妹忏悔也是一件不容易的事情，可是谁曾想到神奇的事情发生了。第二天，弟弟妹妹从澳门回北京了，我的师兄就扑过去跪在弟弟妹妹目前哭着忏悔。将弟弟妹妹都吓呆了，赶紧上前扶哥哥，但哥哥就是不起来。弟弟妹妹着急了说，你再不起来我现在就回澳门了，但师兄不为所动，继续哭着忏悔，忏悔完之后他说：以前我一直认为是你们错了，我一直抱怨，结果抱怨了这些年都是我做错了，我怎么能够怨你们呢？

师兄在弟弟妹妹目前忏悔完之后，弟弟妹妹也觉得这些年，哥哥既当爹又当妈将自己拉扯长大，辛辛苦苦为自己创造了好的生长和学习环境更不容易，但自己从来没有对哥哥说句感谢的话，于是，弟弟妹妹反过来又向哥哥忏悔道歉。绷了多年的兄弟姐妹之情，终于在此刻化解了。

师兄通过这次忏悔，不仅让他明白了换位思考，发现自己的错误，更重要的是通过忏悔挽救了隔阂多年的亲情。现在他内心释怀了，心理也没有了压力，弟弟妹妹给他的关爱也越来越多，他内心积压在心头的乌云消散了，他觉得自己很幸福，心态好了很多，就连曾经折磨他的病痛似乎也减少了不少。

我经常遇到在我面前不断抱怨的客户，公公婆婆怎么不好，老公怎么不好，孩子怎么不听话。我就经常反问她们，你可不可以这样想，究竟是什么原因让你的公公婆婆对你不好？老公对你不好，孩子对你不好？你细想过原因吗？客户经常说没有原因，反正他们联合起来都针对我。

我说，一个人再怎么错不可能100%错，就按照他们错99%，你有没有错1%？请你为这1%的错误先忏悔，为你这1%做的错负责任，因为有可能他那99%的错是你这1%引起来的。

世上有因必有果，全部是别人的错那是不可能的，肯定是你做错了什么，你连1%的责任都没有吗？但是也碰上说自己连1%的责任都没有的客户。我说那你总有0.1%的责任吧？为这0.1%忏悔，只要忏悔0.1%与99%没有任何区别。客户想想自己应该有0.1%的责任，于是问我该怎么办？我说，回家给你的公公婆婆、老公、孩子说：对不起，请原谅，我爱你！

当我们忏悔的时候，其实，就是在等待灵魂归位的一个过程。如果跑得太快灵魂肯定追不上，当你静下来，反思自己，一路走过来错在哪里？对不起哪些人？当你静下来，慢下来，灵魂就追上了。

## 4 心胸越善良舞台越宽广

很多人的人生不顺利，不是自己不够坚强，而是他们本身不够善良，因此多了一些罪恶。私欲的无限膨胀，物质的无限诱惑，让我们泯灭掉了良知，让我们心胸越来越狭窄，为了鸡毛蒜皮的小事情怒火中烧。但是，让我们去忏悔，我们很多人丢不下面子，只能让自己身上的罪孽越来越深重。虽然很多人事后后悔了，但世上无后悔药，早知今日何必当初？但后悔不是良药，只有忏悔是良药，能够真正拯救我们。

忏悔最大的敌人就是面子。在我们今天这个社会，无论贫贱，无论丑陋俊俏，无论脏还是干净，这张脸很重要。为了这张脸，为了面子可以做任何事，但为了救赎自己，让忏悔自己的罪恶很多人做不到。每个人人的行为准则以面子上过得去。认错多丢人，更别说忏悔了，成也面子败也面子。

我们都知道，古语有云“吾日三省吾心”，就是让我们对自己的行为进行经常性的反省，只有反省才能知道自己的对错。我们不要怕犯错，但犯错知道错了，并且能够及时忏悔，及时改正，这样你提升的德行程度比成功提升得更快。最担心的是那些明明错了还死不认错的人，这样的人是很可怕的。

我曾经看过卢梭的《忏悔录》，书中的那种善于忏悔的心态，是受人尊重的主要原因。这说明了人性的善良，人类的美德忏悔是其中之一。忏悔是我们完善自我的工具。忏悔就是低头诚心认错，弯腰鞠躬道歉。很多时候，我们弯下的是腰，但我们捡起来的却是尊严。

我们在这里经营我们何氏养生馆，最初的时候，我们经常遇到居委会过来找我们的麻烦，当然现在看来不是找我们麻烦，他们也只想将自己管理范围内的每个业主的安全、卫生等搞得更好一些。因此，我们与这里的居委会关系搞得很不好。但是，我们何氏养生经常在社区搞各种公益活动，还离不开居委会的配合。

有一次，我们搞活动又需要居委会的配合，我拉不下面子向居委会请求帮忙。于是，我向我们的一个老客户求助，她就是这个社区的，而且和居委会的人很熟悉，希望通过她去求居委会的帮助，没有想到这个客户的一句话顿时点醒了我，她说：“何氏养生不是经常指点我们学会道歉，学会忏悔吗？你们去给居委会忏悔一下曾经的不对，我相信人心都是肉长的，不会为难你的，如果你不出面忏悔，这次我帮了你，下次怎么办？下下次怎么办？”

我突然整个身体一股热流从脚跟直冲脑门，我怎么没有想到呢？逃避不是解决问题的办法，只有直面自己的错误，这才是最正确的选择。

于是，我去了居委会，直接找到了那个与我曾经有过争吵的部长。当我走进办公室的时候，这个部长就看到了我，用疑惑中带着点生气的眼神看着我，仿佛在说，你的事情我管不了，我再也不想管了，你还来干什么？

当我走近部长的时候，部长似乎害怕了似的，立马将身体向后仰了一下，将椅子向后拉了一把！我也乐了，我微笑着说："部长你好，以前和你吵架是我错了，我今天特地来向你道歉，以前真的是我不对，太过激动了，我在此向你道歉。"然后，我给部长一个深深的鞠躬。部长突然有点不知所措，我接着说："我今天来除了道歉，另外还有一件好事，我是送爱心来了，献爱心来了，我们何氏养生也越来越接地气啦，今天就是想和你商量……"

部长站起来，拉一把椅子给我，让我坐下，我接着说："我们成立了一个聊养吧，聊天的聊，养生的养，就是免费利用我们的专家资源，动员我们社区的朋友来我们何氏养生，一起聊聊，聊聊生活中遇到的困难，聊聊自己不开心的事情，然后请我们的专家帮忙解答一下，让我们社区的每个人不仅身体健康，而且心灵也健康，这对您的社区管理也是有很大帮助的啊！"

部长看到我的诚意之后，告诉我这个事情是由居委会主任具体负责，让我直接去找主任。我说："我已经认识到我的错误了，上次将主任得罪了，你就帮忙提前和主任沟通一下，这样我再去找主任的时候也不那么尴尬！"部长拿起电话给居委会主任拨了过去，将我的来意大概给主任说了一遍。当快说完的时候，我赶紧接过部长的电话对主任说："主任好，以前没有配合你的工作，我向你道歉。关于这次活动的细节，我觉得意义重大，很有必要我们见面聊一下，我现在过去找你好吗？如果您觉得这个活动有意义，我们再去做一些宣传工作……”最后，主任同意了。

虽然距离主任的办公室不远，但我依然拿不准主任是否同意我们这样做，所以主要看主任对我的接待态度了。

我在进主任办公室门口的时候使劲将自己的脸搓了搓，敲开主任的房间，进门就直接对主任说：“主任我给你认错来了，我学习了，我提高了，我现在知道我以前好多的事情都做错了，我现在向你道歉，向你忏悔！”我深深地鞠了一个躬，这个躬鞠下去以后，主任给惊呆了。

主任也紧张了，赶紧拉椅子让我坐下，说：“咱们要做什么活动你说，只要是好活动我肯定支持！”

听主任这样说了，于是我也心里踏实了，便说：“咱们养生文化小区养育了我们何氏养生馆，我们也该回馈回馈大家了，那么多年了，我们以前装修无意间制造了很多噪声，对我们小区居民造成了干扰，我们心里一直过意不去，现在我想做点好事来弥补一下大家！我看别人在咱们小区搞活动送萝卜白菜的……”

主任接过来说：“的确人家一箱子一箱子送，但是你如果送萝卜白菜的话，天气这么冷，万一冻坏了怎么办？”

我一听有戏，赶紧说：“主任，我们还没有具体决定送什么，今天就是过来跟您商量一下，看咱们社区的老百姓需要什么我送什么。”

主任思考片刻说：“我们这里有好几个活动，你们先参与一下，了解一下百姓的需求，然后再搞你们的活动怎么样？”

我自然愿意。主任说：“你如果愿意参加这个活动，就提供点瓜子，橘子啥的就可以啦！”

我问活动在哪里举行，主任说现在正在为找场地的事情发愁呢！

我赶紧说：“我们何氏养生馆有那么大的空间，足够举办活动！”

主任说：“如果人多了，将你那么高大上的环境弄脏了多不好？”

我很真诚地说："我们不怕，我们现在跟以前不一样了，我们何氏越来越接地气了，欢迎老百姓来！"

第一次活动是在我们何氏养生馆举行的，我们也买了好多东西，按他们的要求，也给大家准备了好多东西，满足了活动的需求。当那天活动完了之后，居委会感觉到我们挺真心，之后与我们合作举办了很多的活动。

由以前的怕打交道，到后来与他们打交道，我能够感受到一种幸福感，我觉得这就是我们的收获。这一切都是真心实意的忏悔，让我获得更多的理解与支持。

## 5 感谢客户成就了我们彼此

我们让客户忏悔的时候一定要真诚，发自灵魂深处进行忏悔，只有你真诚，才能收获到真正的效果，要敢于将自己的罪恶暴露出来。这个很重要，如果总是将自己的罪恶藏在心中，即使你想让自己的罪恶少一些，可是隐藏在灵魂深处的罪恶依然存在，时常在你不经意的时候来捣乱你的生活。

忏悔就是打开自己的心门，就像我们要清除污水沟一般，一定要将污水沟的一段打开，这样污水才能顺利排出。忏悔就得敢于向自己的信仰之巅敞开心扉，让阳光照射，并且立誓改过。如果不敢暴露自己的罪恶，那么当你想向正能量转变的时候，残存的罪恶会不断将你转向负能量，修炼的难度就会加大。

我们在忏悔之后，就要按照我们的立誓去做，不能忏悔是一套，做又是一套，这样不仅没有减轻罪恶，反而只能让自己的罪恶加重。因为你不是一个诚实的人，你说了谎话。在忏悔的过程中是你本身的心力、法力、佛力的结合，然后慢慢地把你这个镜子上面的灰尘就给它洗干净，这就是所谓的罪从心起将心忏。

要想为客户彻底治疗病痛，就必须根据客户的身体状况，制定最适合该客户的调理方案，并且需要客户很好的配合才能达到最佳的效果，理解我们的客户会配合，但是也有很多客户明明知道病痛将自己折磨得很难受，可是当我们为他制定调理方案的时候却并不配合，他觉得他自己心目中的那个方案是最好的，但就是不见效果。

我们曾经遇到这个一个客户，虽然才三十多岁，但他的身体的毛病很多，先是肾结石，后来又得了尿路结石，而且也有皮肤病，皮肤一碰就出现小红包，而且又痛又痒，还有严重的胃病和颈椎病、椎间盘突出。

他找到我们何氏养生的时候是因为腰疼得厉害，我们给他制定了为期两个月的调理方案，但是这个客户来我们这里调理了两次就不来了，说效果不明显。说实在的我很生气，治病必须有一个过程，不可能起到立竿见影的效果。当时无论我怎么劝说，客户就是不再接受治疗，还生气地说了很多难听的话，面对我急切治病的心情他却无动于衷，最后我也生气地说："就像你这样的人，不得病才怪呢！"

当我说出口时，我突然后悔了，我觉得面对任何一个客户都不应该这样说，谁也不想得病，即使得了病每个人对病的治疗也不是很懂，他这样我们应该理解才对，而不是说风凉话。

我赶紧对客户说："对不起，我不应该说这样的话，如果你不在我这里治疗没有关系，但无论在哪里治疗，我都希望你的身体尽快好起来！"

当客户快要走出我们何氏养生馆的时候，我突然想到另外一个疗法，对活动筋骨、对颈椎病、椎间盘突出有一定的好处。但是我知道客户去意已决，未必能够听我说完这个过程，于是，我赶紧说："回家你多磕磕头，每天坚持300个头，也许对你的每种病都有作用！"

可能是客户以为我在骂他缺德，磕头补德，生气地头也不回的走了。

当我再次见到这个客户的时候是两个月之后，他走进养生馆的时候我也有些吃惊，没有想到他见到我，趴在地上就给我磕头，让我措手不及。我赶紧将他扶起来，然后让进办公室。既然他走进了我们何氏养生馆，我们就应该当客人对待！

在这个办公室里，客户不停地道歉说自己在几个月前态度不好，语言上不雅，希望我能够原谅。作为一个知错改错的人，我还能不原谅吗？他说他是来感谢我的，感谢我给她指点的磕头疗法，让他身体上好多病都好了。

原来，这个客户从我这里回去之后，被身体上的病痛折磨得很难受，去医院之后，医生开了一些药，这种药经常吃就是没有效果，想做手术，医生还不建议现在做手术。想回头找我们又觉得自己态度不好得罪我们了，不好意思再回来找我们。客户在没有办法的情况下，突然想到我曾经说过的话：每天坚持磕300个头。客户知道瑜伽可以治疗一些身体上的疾病，自己不会瑜伽，但磕头还是会的。

于是，他铺了一块垫子，以磕头的方式来锻炼自己的身体。

刚开始的是做了不到50个就心烦，没有耐心，想尽快磕100个头就完结。尤其在磕头的时候，腰部和颈椎疼得更厉害。于是，在第一天的锻炼中，他磕了不到70个就停止了。第二天他想继续锻炼，可是腰疼厉害，他打算放弃，只磕了不到30个就停下来了。第三天坐在毯子上坐了一会儿就放弃了，不想再磕头了。倒是儿子的一句话点醒了他，儿子拿着作业来请教他，他告诉儿子说，这样的题只要你坚持不懈，反复做，重复做，当下次遇到这样的问题，自然而然就会了。最后还批评了儿子一句，一点耐心都没有怎么能够成大事？儿子反问了一句："你才没有耐心呢？你才坚持了几天就放弃了？"

儿子的话让他大汗淋漓，他觉得怎么也的做孩子的榜样。于是，他铺开毯子继续磕头，这次他不仅要做孩子的榜样，更要将这种方式作为治疗自己疾病的方法。

当再次认真跪下去的时候，他感觉心中有一团火似的，说不清楚，道不明白，他情不自禁地想去诉说点什么，甚至在磕头的过程中心中在默默祈祷着，甚至忏悔着，他说这种感觉不是刻意的，而是情不自禁的。

第一天他坚持了磕了300个头，当结束的时候，他浑身都湿透了，但他感觉不是汗水，而是黑色的黏稠的液体，膝盖疼，腰腿胳膊也痛。当坚持了一周之后，心中的火渐渐消失了，甚至每到那时间点不由自由地想磕头。

这样坚持了一个月之后，颈椎和腰椎不那么疼了，至少可以睡个安稳觉了。当坚持到第二个月的时候颈椎和腰椎完全不疼了，他赶紧去医院查了一下，医生说他的身体各项指标有明显恢复的迹象……

他通过磕头不仅锻炼了身体，同时也悟出了很多道理。他觉得我就是他的恩人，想起曾经那么对待我很过意不去，于是，他觉得很有必要来向我道歉。

磕头锻炼身体是很小的一部分，磕头的关键是让你为你的罪恶进行忏悔，不停地忏悔，通过忏悔清除你心灵上的罪恶，清除你身体上的毒，身心灵的毒都没有了，你还会生病吗？

我们要想修炼自己的德行，增加自己的业力，就需要立刻进行忏悔，不要等到明天，不要等到后天，更不要等到来生。从今生，从今天，从此刻开始。要有耐心，要坚持，要知道在这个过程中会很痛苦，但又不得不坚持。只有这样才能清除一切病痛与烦恼，成为一个身心灵都健康的人。

## 6 忏悔的力量

当你忏悔的时候，一定要在心态上做好准备，说白了就是心理素质要好。如果你的心态准备得更好，你不但是有惭愧之心，你还有空观智慧，你能够在不断的正念中保持你的本性清净。一个人曾经跌倒过，如果他透过忏悔再恢复清净，其实是他的功德，是超过他没有造罪之前，如果你方法正确的话，他会增上，但是你的方法要对，心态要准备够。

忏悔的时候一定要彻底，只有彻底才能解除人生中的苦难，如果有所隐瞒就像在自己的生命中埋下了定制炸弹，暂时可能没有问题，总有一天猝不及防的出现在你的生命之中，对你的人生造成巨大的创伤。

我们何氏自从提倡忏悔之后，不仅员工发生了变化，整个何氏养生馆也发生了变化。员工的觉悟越来越高了，也懂得节约了。就拿接开水来说，没有忏悔之前大家关龙头的总是时候拧得不紧，水滴滴答答，自从忏悔之后，大家很自觉地拧紧水龙头。

吃饭的时候，我们很多员工从外面订餐，只要是口味不对，或者饭量大，剩下的随手就扔掉了。我们曾经想了很多约束的条例，但并没有起到作用。但自从忏悔之后，大家就没有出现扔饭菜的现象了，如果吃不完两个员工订一套餐，并且争取做到真正的“光盘”。通过忏悔之后才知道，浪费粮食不仅是糟蹋农民辛勤的劳动果实，更严重的是浪费粮食就是为自己增加罪孽，谁也不想这样，那他们只能在平时的生活中注意每个细节了。

我们不仅要对现在存在我们身边的人和物进行忏悔，还应该对已故的亡灵进行忏悔。通过对已故的人忏悔，让我们懂得尊重，懂得珍惜，懂得珍惜生命。

我们要经常反省，对自己无意间的错误要进行忏悔。当我们往下一跪，一低头，灵魂归位，再加上我们的真诚，换得了很多事情发生了变化。谁变了呢？是那颗无形无相的心变了。

当不好的事情发生在我们身上的时候最好从自身找找原因，不要怨这个怨那个，让你的心静下来，好好忏悔一下，为自己的灵魂做一个洗礼，让我们的灵魂有了位置，有了依靠，一切都会如意。人需要安慰，其实是我们的灵魂也需要安慰。

每个人心里都藏着善，人之初，性本善，随着岁月生活的磨难和经历，让人的心里就会有一些恶进去了，负能量进去了。要远离这些负能量的人，其实就是远离恶人。其实人谁善谁恶，一开始出生都是很干净的，光着屁股来的，拥有可爱的笑容，多善良。可是由于家庭背景不同，受的教育不同，成长经历不同，遇到的人不同，遇到的事情不同，从他内心就会分出来哪些善哪些有恶了。再加上对善与恶的不同理解，很多人变得越来越善良，还有一些人变得越来越凶恶。

当你善缘和能量不够足的时候，不要去度恶人，不要去度那些负能量的人，你要学会先躲避他。你为什么不能去度恶人呢，你能量不足，就是你的缘还没到呢，你不去度他。也许你会把你自己给逼得成为了比他还恶的人。所以你没有办法度他的时候，你远离他，因为他会激发出你内心的灵魂深处的魔性出来。灵魂是带着魔性的，只不过他碰上了善源。

人只有忏悔才能让魔性变成善念，这需要我们将自己的丑恶拿出来在太阳底下曝晒，晒的次数多了，魔性就被杀死了，剩下的只有善念和德行。

# /第六章/

# 每一位客户都是我们的衣食父母

1. 每一刻的沉淀只为更好的服务
2. 捍卫每一个客户的健康
3. 在店是父母，出门是子女
4. 只想你能健康一辈子
5. 服务塑造品牌现象

# 1　每一刻的沉淀只为更好的服务

一个人优秀的品格不是一朝一夕形成的，而是需要每天每时每刻从一点一滴做起，日积月累才可以成为一个拥有良好品格的人。作为企业同样如此，一个优秀的企业需要每个员工每天辛勤工作，积极向上，真诚对待客户，时间久了就形成了企业独特的文化，在这种企业文化之中，才能对内形成强大的团队凝聚力，对外赢得尊重，吸引更多的客户，并且在这种文化的熏陶之下为每个客户服务到极致。

何氏养生之所以能够发展到今天的规模，我觉得与我们浓厚的企业文化和为客户服务的意识有着密切关系，而且我们每一天都在学习，每一天都在成长，在这个过程中我们的责任和使命不断地升华，这样的结果就是我们在为客户服务的过程中，客户不再是我们的客户，而是我们的父母亲，我们的兄弟姐妹。我相信每个人都希望自己的全家健康快乐，那么在服务的过程中才会细致入微地提供服务。

其实，我们每天的服务流程是繁琐的复杂的，但只有你完全掌握之后，它不再是每个人的负担，而是一种融入到何氏血液的东西，无须监督，每个员工都能够很自然地做得很好！

我们每天都有详细的服务流程，在这个流程之下，员工不断学习，不断复习，都能够严格地去遵守，这不再是一种流程，而是一种习惯，习惯的力量是强大的，胜过了千万句的命令。

现在大家可以看看我们每天的流程。

每日工作流程：

1.准点集合。

2.五分钟集训。

3.两分钟互检，互问。

4.十分钟礼仪说和做。

5.八分钟岗前舞。

6.五分钟会议（总结昨天，预告今天，强调重点，指出方向）。

7.一分钟激情鼓励，加油。

8.上岗十分钟准备（环境卫生，岗前准备）。

9.业检十分钟（以完成的目标和未完成的目标作分析总结，讨论办法）。

10.投入工作（服务顾客，专业培训，巩固技术）。

11.熟知“三小会、两大会”内容（三小会：负责人把工作中发生的问题拿出来与店长讨论，店长将工作中存在的问题拿出来沟通，并将应该去做的加以强调；两大会：第一贯彻落实周一负责人会上的指示精神和会议内容；第二总结一周的工作，表扬、鼓励和指示、批评）。

这是我们每天的工作流程，但真正落实到每个环节自然更为详细、复杂。比如，早晨集合之后，我们全体员工包括领导要做早操，主要做可以强身健体的数字太极和八段锦，为的就是我们在为客户服务之前，至少我们每个人的状态良好，还要合唱《志诚学子之歌》，团结力量，坚定意志，鼓舞士气！

在工作的过程中，我们严格使用文明用语，比如：您这边请、您慢走、请您稍等、马上就好、欢迎光临、请这边买单、欢迎下次光临，若顾客等的时间长或不满意时，多说：让您久等了、抱歉、对不起。

我们的服务人员行走姿态都有特别的要求，比如保持正确的站姿：

抬头、挺胸、收腹、两眼目视前方，两肩放平，两壁自然交叉放于身体前下方，拇指扣于四指内，双脚称为字形站立，面带微笑。

员工之间必须要懂得最基本的礼仪，比如，早晨说："早上好！祝您健康。"中午说："中午好！祝您健康。"下班打卡后，要与值班负责人打招呼，表示礼节，还表示通过一天的努力，我很开心。负责人要向员工说一声："你是最棒的！加油！"

对待新来访的客户，我们的礼仪更加繁琐，之前已经讲了这里不啰唆了。

中午吃饭的时候，员工们在一起吃饭，自发组织饭桌前歌唱《餐前感恩歌》：

一粥一饭 当思来之不易
自奉必须简约 宴客切勿流连
饮食约而精 园蔬愈珍馐
厨中有剩饭 路上有饥人
感恩农民伯伯辛勤劳作
感恩厨房老师辛苦工作
感恩父母养育深恩
感恩老师辛勤教导
感恩同事关心帮助
感恩食物滋养身体
绝不浪费一粒米
……

通过集体歌唱《餐前感恩歌》，让我们每个员工加深珍惜每一滴粮食的意识，更懂得感恩，有了这种心情他们在工作时才能够心怀感激，在服务客户的过程中不断追求完美，为客人服务好！

有那些不是很注重自己形象的姑娘，自从到了我们何氏养生馆之后，通过每一天的严格锻炼，现在不仅变得有礼貌，知道怎么待人接物，更重要的是从气质上发生了很大改变，这是发自内心的变化，温文尔雅，彬彬有礼。很多在我们这里工作一年才回家的姑娘，父母亲都说，好看得跟城里人一模一样了。

我们通过一点一滴的磨炼，只希望在为客户服务的过程中，我们是完美无瑕的，这样客户至少是开心的、愉快的。虽然我不敢说目前每一个员工都是完美无缺的，但是我们至少是努力的，我们只想更好地为客户服务。

## 2 捍卫每一个客户的健康

现在社会，无论从环境污染还是工作压力，百分之八九十的人身体都是处于亚健康状态，比如无缘无故的失眠、头晕、没有食欲，甚至有些人，领导在上面开会，他却在下面不知不觉睡着了，这其实就是身体亚健康的表现。此刻，最好的办法就是去为你的身体做个保养。很多人说车才保养人保养什么？都知道车开段时间保养一下，有的人活了四五十年却舍不得为自己的身体做一下保养，直到有一天躺在手术台上，或者是从阎王那里走了一遭，才明白生命健康对自己的重要意义，此时才进行保养吗？

有很多时候，我发现我们员工为客户的身体着急得要命，但客户却并不着急，并没有放在心上。其实，我想说的是即使我们有妙手回春的技术，可是如果你连自己的身体都不爱护，我们的能量再强大也未必能够起到真正的效果，所以，我们再次提醒朋友们，身体是你自己的，如果没有了健康身体，你挣得再多，子女妻子都可能离你而去。

所以，要想有一个健康的身体，前提必须要有积极向上的心态。当病痛来了的时候，被折磨得坐立不安，手足无措的时候才明白身体对自己是多么的重要，早知今日何必当初呢?

只有你爱护自己的身体，我们才能捍卫你的健康，否则我们没有这个底气说这样的话。

就像那几天我们遇到的一个客户，经常酗酒，对身体造成了严重的损伤，经过两个月的调理身体恢复得还挺好，可是后来老毛病又犯了。

那天早晨，我还没有起床，我的电话就响了，我接过电话一看是我的助理的电话，她在电话里告诉我说，张总一大早就过来调理身体，让您赶紧过来。

我一听有患者等着我去调理身体，顿时睡意全无，赶紧起床刷牙洗脸，直奔何氏养生堂而去。

张总是我在一个月前护理过的一个客户，是一家公司的老板，大腹便便，唯一的爱好就是喝酒，每次和朋友不喝醉不散场，最终导致肝脏受损，"三高"不断飙升。几个月前，他由于喝酒之后身体严重不舒服，找到何氏养生。虽然我每天工作很忙，但是每一个月至少给我安排一个客户，我通过亲自为客户服务，了解现在客户的需求，也找到对应的解决方案，通过为客人服务让自己的技术不掉队。

当张总第一次找到何氏的时候，正好是个月初，需要给我安排客户了，于是张总就顺理成章地由我来帮助护理，通过我与张总简单交流之后才知道，他与朋友喝了三天三夜的酒，之后胃痛了半个月的时间还是不见好转，于是找到了我们。我听了张总陈述之后，突然脑海冒出了怎么几个字：no zuo no die .虽然他是我的客户，是我的上帝，我应该很客气地与他对话才对，但是遇到这种不爱惜自己身体，觉得有钱就可以治好一切病痛的人还是有些生气，但我还是克制住了，只是说了一句：“张总，你这哪是喝酒，你喝的是命啊，你是拿你的生命在喝酒啊！”

张总，听后似乎不以为然地说：“习惯了，习惯了！再说哥们弟兄在一起了，不喝点怎么成？”

然后，我苦口婆心地告诉他这种喝酒方式是多么可怕的事情，及他身体所处的危险境地，张总信心十足地告诉我，从此刻开始他就戒酒了。

在我的强烈建议之下，在我给他调理的两个月中张总没有喝酒，身体得到了康复，可是谁曾想到，康复一个月后，老毛病再次复发。

当我看到张总的时候，他脸色苍白，捂着胸口说：“痛得要命，喝水也痛，甚至连呼吸也痛！”

我没有多说什么，而是按照我们的流程进行了一次彻底的护理，张总脸色好了很多，似乎又恢复了往日的“嚣张”，他递给我一张卡说：“钱随便从里面划！”

我没有接，而是很严肃地说：“以后你找其他的地方进行护理吧！”

张总似乎有些惊讶地看着我说：“怎么？你们不喜欢挣我的钱？”

我说：“我是不想为那些不爱护自己身体的人服务。”

张总似乎无语地看着我。

我说：“你不爱护你自己的身体，反复进行治疗我们是挣钱了，但是我更心疼的是你的身体，看你如此作践自己的身体，我气出来的病还不够你的护理费用呢！与其这样还不如不挣你的钱！”

虽然我说得有些夸张，但是当看到那些不懂得爱惜自己身体的人还是有些莫名的生气，即使有很多人告诉我不要为了客户的病太上心，毕竟身体是他们的，但我依然很生气，没有办法。

你要爱护你自己的身体，你热爱生活、珍爱生命，你对你的生命负责，我们才会帮助你一起找回健康。你想喝两斤酒谁都知道这是伤身体的，那你还在做，我们不是神仙，没有办法去解决他不珍爱自己身体得的任何病。

《黄帝内经》中有这么一句话，这句话也是我的师傅胡维勤老师经常挂在嘴边的一句话：生命在我不在天。我们不要把我们的生命交给任何人去负责，因为命是我们的，由我们自己来把握。可是你们却不爱惜自己的身体，明明知道喝酒伤害身体，依然拼命喝酒，明明知道抽烟不好却抽烟，更有甚者明明知道吸毒不好却要吸毒，仿佛生命不是自己的，你都不在乎自己的身体了，为什么要让别人在乎你的身体？

如果我是一个不负责任的人，我希望一个患者长年累月到我们这里来调理身体，这样我不是能够挣到更多的钱吗？就像网络上流传这么一个段子：儿子兴奋地告诉他的爸爸，你看我的医术多厉害，治好了你治疗了十几年都没有治好的那个客户的疾病。父亲大怒，这一个客户让我给你买了房子、车子，我还打算靠他给你准备结婚的钱呢，你现在治好了，你哪里来钱结婚？可是我做不到这样，每一个客户来找我我希望能够一次性调理康复，尽量不要让人家来第二次，第三次。

所以，我在为客户调理身体的时候，一方面强调要想身体康复得快，首先要自己爱惜自己的身体，尽量少生病，另一方面是加强身体锻炼。可是，当我说到锻炼的时候，很多客户立马反驳，太忙了哪有时间锻炼？少开车一次车，多走一段路算不算锻炼？别预订快餐，下楼去吃饭，顺便走一走算不算锻炼身体？饭后少玩十分钟手机，围着小区跑一圈算不算锻炼？肯定算锻炼身体，但真正能做到的有几个呢？说自己忙绝对是借口。任何人再忙，也没有忙到置生命于不顾的地步，除非你自己不重视。

## 3 在店是父母，出门是子女

可能是多年为客户服务落下的职业病，只要到我们这里来的客户，我都想尽一切办法将其身体调理好。为此，我一直告诉我们的员工们一条服务宗旨：在店是父母，在外是子女。也就是当客户在我们何氏养生的店里的时候，我们在服务的过程中就要像对待自己的父母亲一样，孝顺、认真、仔细地服务；当为客户离开我们店的时候，我们要随时对客户进行追踪、回访，就像对待自己的儿女一样要有耐心、热情。

尤其是在追踪回访客户的时候，能够理解我们的客户很热情地对待我们，有问必答，但还是有一些客户，觉得我们很烦，拒接我们服务人员的电话，回访的时候拒之门外的情况也有。

其实，我们追踪回访的目的只是为了更好地为客户服务。比如有的客户身体不好，安排每周三进行调理，但是由于客户忙忘记了，我需要提醒；有的客户身体不舒服需要在饮食上注意不能吃辛辣，我们要随时提醒；有的客户要想身体恢复得快，不仅需要调理，还需要按时进行锻炼，我们得提醒……

但也有并非是我们客户的人群，由于缘分我们认识了，虽然没有进行详细的体检，但是我可以通过多年调理客户的经验，能够正确地判断出这个人的身体状况怎么样。身体好我则什么也不说，尤其当那些身体很糟糕的人，我免不了要多管闲事提醒提醒他们。当然我提醒不是让他们成为我的客户，而是让他们注意身体，必要的时候去医院查一下身体。但往往这些人反而很自信，认为自己没有任何问题，有时候我说得多了，他们就觉得我很烦，费力不讨好，他们虽然有的年纪比我大很多，但针对患者我就像对待子女一样去对待他们，自己的子女叛逆，不听话，顶撞自己，嫌弃自己，不理解自己，难道自己从此就要放弃自己的子女吗？在这个世界上很少有这样狠心的妈妈！我更做不到。但即使他们讨厌我，我依然厚着脸皮与他们一次次沟通。

我曾经遇到过一个客户，当时他找到我的时候，他的症状就是腰疼，甚至腰疼得都直不起来，当时我建议他做个我们何氏养生的6＋1项目中络脉通。

说到经脉，我们知道人体是由经脉跟络脉组成的，而络脉是行于表的，经脉是行于里的，如果我们的络脉没打通，经脉的问题也就难找了，所以必须先调理我们的络脉。现在人由于工作劳累，生活压力，还有平时缺少锻炼，身体经常处在一个亚健康的的状态，比如经常不运动，压力大，造成我们所谓的亚健康症状，这种亚健康的疾病，它在医院是检测不出来的，如果长期这样下去，身体就会从亚健康发展成疾病。

这个客户就是这种症状所导致的。因此，我建议了经络通。

在首次免费体验操作的过程中，客户就明显感觉到放松了很多，肩颈没有那么发沉、发紧了。在操作完以后，客人坐起来感觉做过的地方真的轻松了很多，很满意。

于是，我们根据客户的情况，制订了为期一个月的调理计划，客户听了很高兴。

可是，当到正式调理身体的时候，我们都为这个客户准备好了一切，但客户并没有如约而来，我打电话问他为什么没有来，他一会儿说自己开会，一会儿说自己忙，一会儿又说自己在外地……

既然客户这样说了，我也不能强迫客户马上来，于是，我将他调理的时间重新安排了一下，客户在电话中保证下次一定按时到。

到了约定的时间客户还是没有来，我打电话的时候，客户没有接我电话，而是挂断了我的电话。

像这样的客户我遇到很多，我以短信的形式告诉他不在我这里调理没有关系，平时应该怎么护理，应该注意哪些问题，多久应该去医院检查一下……客户没有回复我！

当我第二次再发病情发展到这个阶段应该注意哪些生活细节的时候，客户终于回复我了：别发了，很烦人。

虽然看到这几个字有些难受，但我不能由于患者的拒绝我就停止治疗，我依然发出关于客户得这种病的调理方法……

大概这样的信息发了三个多月之后，这个客户上门了。他看到我赶紧道歉，说自己以前态度不好，让我别介意。我说没有关系，只要你的身体健康就好！结果这个客户告诉我，他在我这里调理之后，觉得效果不错，后来听别人说调理只能治疗皮毛治疗不了根，于是，在离开何氏的第二个月腰疼痛去医院做了手术，没有想到做完手术之后并没有看到效果，反而腰疼痛得更厉害了，于是再次找到了我，希望我们能够为他调理。

在我接下来的调理之中，这个客户很配合，经过半年的调理，这个客户腰上的病痊愈了，整个人气色也非常不错，他还介绍了几个朋友过来调理身体，用他的话说："要活就要活得健康！"

无论别人怎么对待我们，我们依然以热情的态度去对待每个客户，我始终相信付出得越多我们的福报越多，我们遇到的困难越多，我们的信念越坚定。只要付出，上天肯定在冥冥之中会眷顾好人，让我健康，让我快乐，我不贪心，有这些已经足矣！

## 4 只想你能健康一辈子

这些年我通过养生服务了很多人，在这个过程中也碰到了许多形形色色的人，他们很多人对我很好，但是也一部分人对我们的服务充满了质疑，虽然最终赢得信任，但道路是曲折的。还好无论遇到多大的困难，我一直保持着为他们负责到底的信心和责任。

当我遇到这么一个客户的时候再次验证了我的话，她颈椎和腰椎疼痛得厉害，这让她坐做着不舒服，站着不舒服，走起来更疼痛，在家里实在没有办法只能让自己的老板给捶捶背，按摩按摩腰才能够缓解一会儿，但过不了多久又疼痛。

据她说有一次经过何氏养生馆的门口，便抱着试试看的心态，看能不能找到解决疼痛的办法，当她将自己的症状告诉我们的服务人员之后，我们服务员就做出了解决的方案，并且让这个客户免费体验一下，看通过我们的技术手法是否有效果。两小时之后，这个客户似乎很兴奋，觉得比没有按摩之前舒服多了。客户赶紧询问是否有根除的办法，服务人员实话告诉这个客户，由于年龄关系这种病主要还是护理减轻疼痛，要完全根除周期很长。客户似乎不在乎时间的长短只要自己的病能够好。

于是，我们的员工经过研判，制订了一个以一年为周期的调理方案。当我们将这个方案告诉客户的时候，让我们员工没有想到的事情发生了。客户听了突然脸色大变说："我觉得我的病一个月就可以好，你却安排这么长时间，你们是不是为了捞更多的钱啊！”

客户的这句话，顿时让我们的服务人员不知道如何回答。我们给客服做调理方案，并非随意想怎么做就怎么做，而是要经过对客户身体的全面检查，再结合我们何氏养生的技术，还有客户身体状况，需要我们专业高级护理师进行综合分析，才可以给客户制订出一个合理科学的调理方案，我们并非随心所欲。养生就是养命，我们没有资格用客户的生命开玩笑，我们只想更好地对客户的生命负责任。

虽然客户不理解我们，但我们理解客户，我们的服务人员赶紧说：“我们仅仅是一个调理身体的建议，如果您真的觉得不合适，不让我们服务也没有关系，但我建议您最好去医院查一下，免得凭着感觉做事，耽误治病！”

客户摔着手边往外走边说：“我才没有病呢！”

一个月后这个客户再次出现在了我们何氏养生馆，斜着腰疼痛难忍，她说，我去医院了，可是医院就是查不出具体的原因，就是开了一些药物吃了不起作用，依然疼痛得不行了，还是你们给我调理吧！我们的服务人员依然拿出上次给她调理的方案。客户依然想和我们讨价还价，说能不能给自己设置一个半年的方案而不是一年的方法，一年的方案太长了。我们的服务人员告诉她，做半年未必有效果，就此中断半年就前功尽弃了，只有一年才有康复的可能。

我们是本着治病救人去的，并非故意让你三个月就能够调理好的疾病非得延长到一年，你如果信得过我们，请你将你的身体交给我，如果信不过你也可以不接受治疗，这是我们一向的原则。

那个时候，客户依然犹犹豫豫没有决定到底做不做，直到两个月之后再次来到了这里，决定接受我们的建议。当我们的服务人员给客户做了全面检查之后，发现仅仅三个月的时间，客户的病情有了严重的趋势，于是，给客户制订出了一年半的调理方案，这次客户接受了。当她在接受我们服务的过程中向我们的工作人员透漏了实话，当她第一次到店里接受了免费体验的时候，脖子颈椎与腰椎不疼了，以为自己得了很小的病，压根不需要花一年的时间调理，三个月就好了。没有想到拖延了三个月，这三个月她感觉到自己的身体一天不如一天，疼痛的程度一天天增加，很多时候彻夜难眠。本来想缩短调理的周期，没有想到最终导致自己的病情加重，调理的周期反而延长了。

经过我们的调理，客户的病情明显好转，这位客户完全信服我们了，责怪自己没有早点听我们服务人员的专业建议，要不病早好了。

只要信任我们，把健康交给我们，我们会用生命捍卫您的健康，这是我们公司的使命。

我们为客人服务之后还有一个服务环节，就是对客户进行追踪回访。有的客户年级大了，或者工作忙，该到复查、调理的日子了，自己却忘记了，我们打电话通知他们来我们进行调理，那些客户身体不方便来我们店的客户，我们只能开车去接过来，调理结束然后再送回去。

还有一部分客户总觉得自己是正确的，虽然在我们店里做了调理，但是不是很彻底，我们通过电话回访，针对她目前的身体情况做一个电话沟通了解，提点建议和意见，督促他们对自己的身体负责，即使不来我们的店，也应该去专业的医院检查检查。

在这个工作环节，很大一部分客户对我们的工作表示了支持和理解，有极少数人对我们还是了解不够深入，我完全能够理解。

其实，我最想说的还是那句话：在你我的有生之年，我这样做只想对你的健康负一辈子的责任！

# 5 服务塑造品牌现象

我们何氏养生风风雨雨走过了近二十八个年头，服务过的客户千千万万，在这么多年的里程中很多养生足疗机构开张停业，换了一茬又一茬，但我们何氏依然存在，而且发展得越来越好，不是我个人自夸，我觉得我的服务是最好的。之所以能够如此，是因为我们在服务的过程中做到了：专注、坚持、重复、感恩、责任、使命。

一个人一辈子专注一件事很难，但是我们养生这个领域面对的是客户的生命，如果三天打鱼两天晒网，东一榔头西一棒槌，怎么可能掌握真正的养生技术？没有真正的技术就不可能真正地为客户服务，甚至可以说拿客户的生命开玩笑。

虽然我们不是医生，我们是保健医师，和医生给患者看病有异曲同工之妙。

有时候我们看病面对一个年轻的医生总觉得心里不踏实，即使他真的医术很高明，但看病不仅需要技术还需要经验，年轻人经验少未必能够治好病，这是大家最担心的。于是，看病的时候总喜欢找年龄大一些的医生，因为他有足够的经验，能够准确判断病因在哪里该怎么治疗。

我们何氏养生的技术是传承了近千年的何氏医祖留下来的技术，虽然我们个别的服务员很年轻，但是他们很多人跟着我为客户服务了二十多年了，这二十多年一直从事着养生这个领域，他们服务过的客户也不计其数了，而且我们每天小学习，每周大学习，还不定期外派学习或者请国医大师进行授课学习，她们成为了既有何氏养生的专业技术又有丰富经验的养生技师，足以托付起客户的生命。

二十八个年头的经历，就是二十八年的坚持，在坚持中我们成长，在坚持中我们学习，在坚持中，我们为更多的客户提供有序的身体调理，使得每个客户带着病痛来到这里，高高兴兴离开我们这里，我获得的幸福和开心就是我们坚持的成就。

这二十八年我们不断地给客户调理身体，遇到许多病症相似或者相同的客户，我们一次次地为客户重复着我们的何氏养生技术，在重复中不断提升何氏养生技术。我们每个员工在学习何氏养生技术的时候，每个人可能重复过千遍万遍，我觉得重复最好的方法。所以，为了让每个员工能够尽快掌握我们何氏的养生技术，我们一遍遍地教，一遍遍地重复，员工一遍遍地学习，一遍遍地重复，我们还要一遍遍地考试……在这个不断重复的过程中何氏养生的技术融入到了每个人的血液。

感恩是我们何氏养生企业文化的重要组成部分，我们感谢国家好的政策和对养生行业的重视，让我们何氏养生在这块土地上能够茁壮成长；感谢客户，因为你的信任才让我有机会为您服务；感谢全体员工，是他们的无私奉献才让何氏有如此强大的凝聚力，才有为更多客户服务的可能；感谢何氏养生馆里面的每一个房间、每一张床、每一套设备用具……有了它们我们才有机会为客户服务；感谢每一滴水、每一缕阳光、每一朵花……有了它我们每个人的生活变得如此美丽多彩……

为每一个客户的健康保驾护航，这是我们何氏养生的责任。所以，我们在为客户服务的过程中尽我们所能去服务，不仅奉献我们何氏养生的技术，还要和每个客户朋友沟通，甚至还需要给客户上课。因为，客户需要我们双方配合才能起到真正的效果，不仅从肉体上治疗，还需要针对客户的心灵进行治疗。每当我遇到客户的时候，我说你先不要着急交钱，你先听我说明白，明白什么呢？明白我们的理念是什，你的病因是什么，该采取什么办法治疗，大概周期多长，你能不能配合，一系列问题。我之所以问这么多，是因为我觉得客户的健康需要我们共同努力，客户为主我为辅。如果客户不认可，不是你交多少钱就行，我们不能因为利益而害人，只有客户认可、信赖，我们才能为其服务。

何氏养生技术已经传承了近千年，我现在做的就是不断提升何氏养生技术，让何氏养生技术能够为更多的人服务，给每个人带来健康快乐！这不仅需要我们把握住何氏养生技术的核心，还需要我们不断地去学习，学习别人所拥有的对健康养生有益的知识和技术，取其精华，融合何氏养生技术，让何氏养生技术变得更好、更完善、更有效。

# / 第七章 /

# 团队榜样就是最好的标杆

1. 没有一流的团队就没有一流的服务
2. 德才兼备才可以成为团队带头人
3. 不断学习才能更好地服务
4. 拥有激情才能勇往直前
5. 团队的目标：服务好客户
6. 强大完美的技术合作团队

# 1 没有一流的团队就没有一流的服务

每一个人都没有三头六臂，总有一些事情一个人忙不过来，此刻，就需要一支团结默契的团队才能够弥补一个人的不足。其实，一个具有凝聚力的团队就像一个人，只有大脑与全身的肌肉紧密在一起，而且各自发挥自己的功能，才能够完美地配合在一起。如何让配合更加紧密呢？不仅需要一批人，而且还需要有统一的目标，将这两者合在一起就是团队的凝聚力。凝聚力就是一个团队的核心。凝聚力可以保证目标的实现，同时共同的目标又能够让凝聚力发挥其价值。

我们何氏养生的目标，就是用我们的生命为客户的健康保驾护航。为了实现这个目标，我们每个人必须团结合作，形成团队精神，犹如一个拳头，要想重拳出击，那么我们的手指头必须紧密团结在一起。

作为团队管理者的我，有时候为了整个团队的利益不得不牺牲小我成就大我，而且在带团队的过程中，我应该更加明确团队的目标，进一步深化和强化对团队凝聚力的打造。如果不能做到团队凝聚力的高度集中，很容易在服务客户的过程中出现问题，危害到客户的身体健康。如果做不到团队有强大的凝聚力，那么团队中的个人主义就会出现，甚至小我打败大我，这样的后果必然导致整个团队的垮台。无论这个团队的创建者付出多么大的精力，只能是付诸东流，一切再次回到原点。如果再想去修改这个残局，必然花出比最初多出几倍的时间成本和精力成本，即使这样也未必能够达到预期的效果。

我们何氏养生馆接待了无数的企业家，有成功的企业家，也有曾经是成功的企业家现在成为落魄了的，他们来的次数多了，我们就不再是客户的关系了，而是成为了很好的朋友。甚至有些企业家看似身体出现了问题，其实是心理出现了问题，为了彻底治疗他们的病，我努力寻找致使他生病的根源，然后将其挖掉。所以，很多企业家就很愿意聊聊他们在经营企业过程中遇到的事情。

有一个企业家，他主要给高铁生产精密零件，由于他毕业于机电专业，父母亲又是搞机床加工工作，所以他在技术和理论方面都有自己的专长，但是就是在管理方面缺少经验。后来，他遇到了一个有钱人的大批现金投资，再加上他对市场的了解，他觉得高铁发展迅速，如果能够参与生产必然赚取大钱。结果与负责高铁生产的有关企业谈判，他拿下了一大批订单。这让他信心十足，觉得依靠这几个项目就可以让自己的企业发生翻天覆地的改变，于是，他又招聘了一批员工，准备大干一场，可是后来由于他只精通业务却对管理一窍不通，未能及时给公司上下的员工塑造统一的团队精神。正因为如此，他的团队缺乏更深层次的凝聚力，最终，导致了几次交通事故的发生，追查其原因是由于他企业生产的零部件有质量问题，与其合作的企业纷纷单方面撕毁合同，取消订单，导致订单数量锐减，效益不好，他不得不大批量裁员，即使留下来的员工也削减薪水，以求渡过难关，虽然他答应员工等企业缓过气来补发克扣的员工的工资，但是依然有大量的员工离职或者跳槽，尤其是那些辛辛苦苦培养起来的中层干部的离开对企业造成了致命的打击，最后他的企业不得不关门，只能重新寻找新的创业途径。

我们可以看到，团队精神是一个企业的灵魂。当一个团队没有凝聚力时就如一具行尸走肉，无论多么有前途的公司，如果缺少这种魂魄，，就会始终处于一个有钱赚则大家蜂拥而来，遇到困难则都鸟兽散的困局之中。

一个有效的团队需要融合不同的个体才能发挥力量，所以，可以包容个体的不同并达到集体的一致目标。世上没有两个人是完全相同的，就算他们生存在极为严密的规则制度下，也难免要释放出独特的能量和光彩。员工都是有个性的人，都有自己的目标，打造统一的团队精神，就是为了把他们与集体目标融合在一起。

我们何氏养生团队的整体目标，就是为客户的生命保驾护航。但是，我们团队每个人又是独立的个体，在每个人的内心都有自己的理想和目标，如何将他们的理想和目标与我们何氏养生馆的目标紧密地联系在一起，这是我们形成强大团队凝聚力的保障，解决了这个问题就是解决了我们团队凝聚力的问题。

首先，我想听听每个员工的真实想法及对自己未来3~5年的职业规划，看看他们的规划与何氏养生的规划有哪些冲突，哪些是吻合的。我让我的助理，让大家以不记名的形式每个人写1000字内的职业规划，之所以不记名就是让他们坦诚地、没有任何顾虑地去写，我想听到他们真实的想法。

大家对职业都有不同的规划，有的人想在三年之内成为何氏养生的高层，有的人想有自己的事业，还有人希望在北京买车买房……但是，无论其中哪个目标都离不开钱。所以，实现大家的目标很容易，但前提必须回归到何氏养生的规划上来，只有按照这个规划走，才能一步步实现个人的目标。

在我了解每个人职业规划的过程中，发现很多员工对何氏养生有很好的建议和意见，我觉得他们谈得很好。于是，在不改变何氏养生大规划目标的前提下，将我们的目标也稍微做了调整，让我们的目标与我们员工的目标更加靠近，这样员工在实现自己的个人目标的时候也就轻而易举地实现了我们何氏养生的目标。

这样将何氏养生的目标紧密地与每个员工的目标联系在了一起，形成了强大的团队凝聚力，使得我们在实现目标的过程中力往一起使劲，往一个方向使劲。就像拔河比赛一般，大家有明确的奋斗方向，然后朝这个共同的方向使。作为何氏养生员工来说，何氏的目标就是他们自己奋斗的目标，何氏团队的奋斗方向就是个人的奋斗方向。两者是统一的，这样，员工在去实现何氏的目标的时候，同时也可以实现自己的个人目标。

要加强对员工团队精神的培养，员工通过长期的实践逐渐形成一种习惯、信仰、动机、兴趣等文化心理，来沟通人们的思想，引导他们和上司一起，产生共同的使命感、归属感和认同感，反过来逐渐地强化团队精神，于是就产生了一种强大的凝聚力，将团队中每个人的能量都结合在了一起。

团队精神还有很大的控制力。要想将自己的团队打造成为有团队精神的队伍，就得对员工有控制力，团队的群体行为要更加具有协调性。通过企业内部的文化氛围去影响每个员工，让每个员工的步调都能够统一到企业团队精神建设之中来。当然，这种控制力不是通过大喊大叫所能够实现的，而是要软性化的控制。比如通过企业文化的影响，培训、强化企业目标等，让他们潜移默化地改变自己，与企业团队精神融合在一起，必然能够收到意想不到的效果。

## 2 德才兼备才可以成为团队带头人

何氏养生发展到今天，不是依靠我一个人管理，而是依靠众多的中高层来协助我管理。或者可以说在实际管理中高层发挥着极为重要的作用。因此，能不能管理好何氏养生，与这些中高层的品德与素质有很大的关系。如果我们何氏养生的每个中高层都是梧桐树，自然可以吸引更多的凤凰来，否则我们只有羡慕凤凰飞向别人家了。

因此，我们在选择何氏养生的中高层领导的时候，对这些人都有严格的要求，有品德，有担当，有责任，懂得感恩……这些人不仅能够潜移默化地影响到他们管理的员工，更能成为我们何氏养生馆无形的品牌，能不能留住人才，能不能带好团队就得依靠这些中高层了。

敢于承担责任的领导几乎是每一个员工所期待的，下属之所以成为下属就是因为不能够承担起更大的责任，所以员工希望自己的上司能够承担责任，如果这个时候上司却不能承担起责任，那么下属就会看不起这样的领导，员工也不可能愿意服从这样的领导。

美国西点军校闻名世界，培养出来了很多成绩斐然的毕业生。而这些在各自岗位上大放异彩的学员回忆说：除去本领技能，我们从那里学到的更多是思想的锻造。毕业多年，他们一直谨记学校的教诲：没有责任感的军官不是合格的军官。

每个企业的中高层不仅是企业的管理者，更是一个企业的榜样。所以，能否选择好中高层领导决定了一个企业的成败。

我们何氏在选择人的时候很看重一个人的品德。无德无才不能用，有德无才要慎用，有才无德小心用，有德有才要重用。

对于那些有德无才的人，我们可以培养，给他成长的机会。有才无德的休想占我们的岗位。你天大的本事，你德性太差，我惹不起你，我也跟你耗不起，不仅不服从管理，还打算收拾我，这样的人我能够用吗？

如果一个人很有才华，那么他还得要有品德，这样才能成为一员好将。如果无德，你遇到的就是一个魔鬼，他会想尽一切办法来整你，这种人在这种过程中寻求自己的价值。当然我们也不排除一些有才华，甚至才华超越上级的人，或者超越我们团队所有的人。当超越的时候，你无法给予他想要的这个那个，但确实人家也很值钱，也有自己的拿手技术，这样的领导我肯定受不了。

所以我们还是把德放在第一，就是有德也有一些才华，没能力我们再培养。说实话能力就是当你遇事多了，经验多了，能力就长上来了。因此我们特别注重德。什么德？德方面就是你有利他的心，有包容心，不自私，善解人意，能换位思考。

每个企业都不可能完美，有问题才有发展的空间。员工能够有包容之心，包容就是爱，允许企业有错误，但不是袖手旁观，而是想尽一切办法弥补企业问题。能够接受领导的有错误，并且能够提出自己的修改意见。这份责任心让我们感动，我们也愿意花更多的时间和精力去培养这样的员工，无怨无悔。

一个拥有高尚品德、感恩之心和甘愿付出的精神，以及利他思想，还善于换位思考，这样的人能够胜任我们何氏养生的中高层职位，不仅能够给团队带来正能量，而且这种榜样精神也能感染整个团队。

敢于承担责任的中高层也是我们喜欢的对象。就像我们一个店长，在一起活动的表现，让我觉得我没有选错人。

那次，我们组织内部培训，在这个过程中为了活跃气氛，几个团队进行游戏比赛，这个店长所带领的团队输掉了，按照当初约定的游戏规则，哪个团队输掉了就得全体做俯卧撑，如果哪个成员做不够数量，剩下的俯卧撑就由团队的领导者来代替做。

这个店长所带领团队恰好有一个员工脚崴了，无法做俯卧撑，另外也有几个员工俯卧撑的数量没有完成，这样算下来店长可能面临着150个俯卧撑的考验。店长毫不犹豫地趴倒在地上，开始做俯卧撑。由于平时太忙，缺乏锻炼，做了不到三十个就全身冒汗，垫在手掌下的两张报纸都被汗水浸湿变黑。她的团队成员有人站出来想替她做，但是被她拒绝了。

当她坚持到100下的时候，整个身体都在颤抖，趴下去，似乎再也爬不起来，可是她依然没有停下来，此刻，有领导也过来劝她可以停下来了。但是，她依然坚持。当最后一下完成的时候她整个人趴在地上再也动不了了，在场的每一个人看得几乎流泪了。当150个俯卧撑做完的时候，大家对这个店长的态度完全变了。因为她表现出来的承担意识，让她的下属们开始反思，原来她在工作中的不近人情表现，也是源自深重的责任意识，从此，大家开始异常拥护她。

每个人在遇到困难的时候，有想逃避的反应，但是作为企业的管理者，要坚决克服这种心理，要将属于自己的责任承担下来，尽管有时候有些错误并非是自己造成的，但是你也要主动承担责任，替你的下属顶雷，只有这样才能赢得人心，使得这些人在你最需要的时候，他能够挺身而出，为你赴汤蹈火，心甘情愿，听从你的一切安排。敢于承担责任的管理者，最能够征服人心，激发下属的斗志，增强团队的凝聚力。

# 3 不断学习才能更好地服务

我一直认为一个会学习的团队才是一支最有潜力的团队，尤其在知识更迭频繁的社会。不懂得学习的团队就不会接受新鲜的知识，很快被社会所淘汰。学习不仅是环境变化的需求，同时也是自身发展的需要，只有不断吸收新的知识血液，你才能有用之不竭的力量。

虽然很多人曾经是知名高校毕业的大学生，但是在这个瞬息万变、知识爆炸的时代，如果不去学习，三年、两年、一年或者更短的时间，你所学到的东西已经不再适应新的社会需求。从前有句俗语说“一招鲜，吃遍天”，而现在为了面对这些危机和变化，每一家企业都要做到与时俱进，作为一位管理者，更要努力学习，否则淘汰的不仅是你个人，而是你辛苦创建的整个企业。

前几天，我在与经常来我们何氏养生调理身体的长者老张聊天，他情绪不是很高，老叹气说自己老了没有用了，我还安慰他，夸他老当益壮，志在千里。后来，在我一边调理老张一边给我诉说，原来老张刚刚被自己的工厂提前辞退了，老张心里很郁闷。

原来老张是20世纪七八十年代自动化专业毕业，然后一直从事相关工作，后来退休了，又被一家自动化生产公司返聘去发挥余热，这让本来闲着无聊的他似乎看到了生活的激情。于是，他全身心地投入到工作中。

20世纪末老张掌握的技术在生产利用中可以产生50%的利润，可是到了今天这种技术创造的利润微乎其微。在这种情况之下，公司决定，在原有技术的基础上另行开拓新的领域。但是，当任务下达到老张这里的时候遇到了阻力，老张认为自己这个技术是最好的，对原来的产品很依恋，对新产品本能地抵触，认为行业领域变化了，自己的专业只覆盖老产品，不愿意接受新的产品。虽然新产品生产需要利用原来的生产线，但是材料、工艺都有新的变化，相应地从采购、仓储、调试、检验、包装都采用新的方案。虽然领导找老张多次但都是无功而返，领导觉得老张年纪大了，也不好意思反驳，只好将生产车间分为两个，新车间和老车间。新车间采用新的技术进行生产，老车间就是老张所带领的几个人，按照老规则老方法老流程来生产。由于老张对自己的老技术很自信，再加上不学习新的技术，所以老张还是没有一点危机感。对比很明显，采用新技术生产的效率是老技术的五倍多，而且客户愿意接受新技术生产出来的产品，这样直接导致了老张的产品几乎无人问津。随着订单的减少，跟着他的几个员工看到订单少自己没有利润纷纷向厂领导申请要求调入到新的生产车间去。最后只剩下老张光杆司令一个人，厂领导最后决定将老车间停用，老张觉得很没有面子，不得不辞职。

这是一个很悲惨的但很现实的事情，同时也提醒我们，在这个世界上没有什么是一成不变的，如果不想被淘汰，那么就必须去学习，去适应变化。当企业的管理者去学习的时候，那么自然也会给自己的下属带来学习的欲望。

正是因为我看到了学习对团队的重要性，我们何氏在带领团队的过程中很注重培养每一个员工的学习能力。

我们从员工一进入何氏养生就是干两件事：学习，考试。那个时候可以说是一对一的学习，组长或者店长从基本的礼仪开始学起，比如同事之间的礼仪、接待客户的礼仪、见到领导的礼仪等，还要学习每天的早操（八段锦、打太极）、学习唱歌（餐前感恩词）等，这些最基础的学会了，才能学习何氏养生的技术。

我们还有团队学习，将我们的团队分成若干组，然后必须互相学习，采用赶、帮、超的学习方法。

除了向团队之间互相学习之外，还需要向那些优秀的榜样学习。我们将那些对技术掌握熟练，而且品质高尚的人选为榜样，然让大家向他学习。榜样的力量是巨大的，很多人在榜样的力量之下进步特别快。

我们除内部培训学习之外，还需要向我们何氏养生之外的人学习。当我们听到哪里有对养生特别有研究，名门正派，而且有真才实学的专家，我们不惜任何代价，邀请他们到我们这里来，为我们何氏的全体员工传授养生之道。

对于那些我们无法邀请到何氏养生的人，我们会派我们的部分学员前去拜师学艺，然后回来将自己学到的东西传授给其他的同事。

我的员工们都很好学，有些人还自觉买了很多关于养生方面的书在学习，他们既然干这一行了都想成为这一行业的专家。养生知识必须是专业人具备专业的知识，这个和医生是一样的，我们面对的是客户的生命，如果没有专业的知识是很危险的一件事情。所以，我们必须学习日新月异变化着的养生知识，才能在这个行业立足。

学习力不仅是一个人未来工作的能力，更是长远发展的基础。只有不断地学习你才能站在巨人的肩膀，才能看得更远，才能找到人生的捷径。

好的领导者不仅自己痴迷于学习，还会用自己的学习来激励下属，使部门里洋溢着好学、创新的力量，只有这样的领导才能带领出来具有强大凝聚力的团队，只有这样的企业才能越走越长远，越壮大。

# 4 拥有激情才能勇往直前

我相信每一个企业都希望自己拥有优秀的员工，这些优秀的员工不仅在思想理念上能与企业的领导者同频，而且品德良好，在工作中能够有责任心，工作的时候时刻充满激情，能够独当一面，当自己的小理想和小目标与企业目标不一致的时候，能够舍弃自己的小利益小目标而调整自己的目标，使得自己的目标与企业的大理想大目标保持一致，这样的员工哪个企业不希望拥有呢?

这样的员工往往是可遇不可求的，优秀的员工不会从天而降，更不会是别人家免费送我们，真正优秀的员工需要我们通过一步步的激励来培养。

当新员工进入企业之后，无论他们曾经多么优秀，但在新的企业里面未必能够充分发挥自己的能力。因为每个企业的情况不同，发展的平台也不同，虽然每个员工的分工也不相同，所以在曾经的公司发展得游刃有余，未必在新的公司、新的环境、新的平台能施展开拳脚，这就是为什么有的企业不惜花大价钱从别的企业挖了一个顶级人才，到了自己的单位之后发现这个人并不优秀，就是这个道理。

真正的优秀员工需要我们去培养，自己抚养长大的孩子才能成为自己真正的孩子，半路收留的孩子很少能够心在一起的。那么，作为企业管理者的主要任务就是培养自己的员工，让自己的员工能够时刻充满激情地工作。

这就需要我们采取恰当的激励方法，调动员工积极性，让每个员工能够自觉的发挥自己地主观能动性，充分发挥自己的潜能，才能激发员工最大的能量。

我认为作为企业的领导者，要懂得爱自己的员工的方法。在我们何氏，员工都不是我的员工，而是我的孩子，在工作中我们不是上下级的关系，而是家长与孩子的关系，我们就像对孩子一样付出我所能够付出的爱去教育他们，去感化他们，从而激发出他们更大的工作热情。

有一次，在我们何氏养生工作了五六年的清洁工阿姨生病了，由于本身年纪大了，再加上工作有些劳累，身体有些吃不消，很想请假休息几天，可是担心自己请假的时间过长被我们炒掉，毕竟这么大年纪了能够有一份工作很不容易，所以这位清洁工阿姨只是在其他几个清洁工阿姨跟前悄悄说过，却从来没有向我们的人事领导汇报过。

后来，在一次我在上电梯的时候，无意间听到几个清洁工在议论那位阿姨曾经在工作中晕倒的消息。回到办公室我立刻打电话将负责人事的有关领导人找来，让他给这个清洁工阿姨假期，并且重新调整岗位。

很快，人事领导找到这个阿姨让她回家好好休息一段时间。阿姨一下子着急了，说领导你千万别开除我，我孩子上大学必须要用钱啊！负责人事领导笑了，说不是开除你，还是给你放假休养一个月的身体，等你身体好了回来继续上班，不过不用再干打扫楼道、擦玻璃这样的重活了，而只负责打扫好我们何总办公室卫生就可以了。

这个清洁工阿姨听了之后感动得热泪盈眶："公司能够这么对我，我又怎么能不全力以赴做好公司的事情呢？"

所以，我的办公室每天干净得一尘不染，每次我让阿姨打扫干净回家休息就可以了，可是阿姨总是不放心，只要办公室没有客人就进来打扫，这反而让我有些过意不去，毕竟她这么大年纪了，让她给我打扫卫生无形中给她更多的心理压力，所以我考虑再给她换一个岗位，但是又怕阿姨担心是因为自己给我没有将办公室打扫好而被调换工作岗位，所以，现在我的心里有了压力。

我激励我们员工在工作中时刻保持激情和感恩之情，除了最为基本的人文关怀，还有我前面曾经说到了：个人目标与企业目标的一致性。我们通过了解每个员工的目标，然后修改我们企业的目标，尽量让企业目标与个人的目标有更多的吻合点，这样员工就会信心十足充满激情地去工作，去实现自己的理想和目标，同时实现企业的理想和目标。

但如果企业的目标永远高高在上，与员工的个人理想和目标相差十万八千里，这样员工在工作中始终觉得企业的目标与自己没有半毛钱关系，那么，员工就不会将自己当企业的主人看，仅仅是为了挣钱而挣钱的工具，员工在工作中还会有激情吗?

另外，我们为每个员工还制定了很好的奖惩制度，只要完成工作既定的计划，就按照奖惩制度的规定进行奖励；如果超过任务量，而且是高质量的，我们更要奖励；对于没有完成任务，该惩罚的就按照制度进行惩罚。如果该奖励的没有奖励，该惩罚的没有惩罚，制度就失去了它的约束性，在这种公平的制度面前才能够激起奋斗的激情。

还有我觉得尊重每个员工也是很有必要的，只有我们尊重员工，员工才能更有激情地去工作。如果作为企业的领导者发现员工的问题越来越多，一定要在自己身上多多找原因。一个员工能够发挥多大的能力，与企业的管理者有很大的关系，尊重每一个员工，所有的员工也必然会以高标准来要求自己以及自己的工作。

总之，管理者一定要正确认识激励的效果，并最大限度地放大对员工的激励效果。同时，管理者还要针对员工的需求，让激励的内容随着员工的需求变化而变化，从而使激励始终对员工有吸引力。在一个团队内部，如果你希望让团队成为优秀的员工，那么你就去运用激励的方法吧，因为每一个优秀的员工都是激励出来的。

# 5 团队的目标：服务好客户

没有哪一个企业家不希望自己的员工思想理念与自己同频的，这样在管理上就会节省很多的精力，反复强调的事情只说一次就可以了。或者不用说，一个肢体语言，甚至一个眼神，员工们便知道领导者所要表达的意思，然后去尽心尽力地做好，让自己的领导满意。不仅如此，更重要的是领导与员工之间有共同的目标，并且正是为了这样的目标而彼此走在一起，劲儿往一个方向使，这样不仅能够快速实现企业的目标，而且能够为企业节省更多的成本，实现了企业领导者与员工的价值。

我们每个人在思想意识中都明白，如果企业团队的目标与每个员工的目标一致才能够形成强大的凝聚力，才能够战无不胜攻无不克。就连著名的企业家柳传志也这样说：办企业有点儿像爬珠穆朗玛峰，目标是爬到山顶。不管是从北坡上，还是从南坡上，都能爬到山顶，但你做企业，你的队伍总不能一半人从南坡上，一半人从北坡上，这是不行的，大家要从同一个方向朝目标前进。只有这样，这个企业才会在竞争中有获胜的机会。但是，关键的问题来了，如何让团队的目标一致呢？这是困惑我们很多人的问题。

记得当年我创业的初期遇到了很大的困难，当然不是资金的问题，也不是渠道的问题，而是人才的问题。在哪里可以找到一个与自己志同道合的人，这个问题一直困扰着我，让我夜不能寐。我一个人再厉害，毕竟也不是三头六臂，不可能独挡八面，可是作为企业家，作为刚创业的企业家，我面临的就是八面来风，谁能够理解我，谁能够帮我挡一面呢？

我相信吸引力法则，我相信世界上冥冥之中总有一个人会帮我一把，只是时间的问题。没有想到这个人很快出现在了我面前，她是我朋友的朋友，在一起聚会上认识的。虽然我们是第一次见面，但有一见如故的感觉。虽然当时场面有些嘈杂，很多人喝多了大吵大闹，但丝毫没有影响到我们两个人聊天。

她说她刚大学毕业，准备创业。创业的人都是值得我尊重的，尊重她这份勇气。听她说自己准备创业，于是我详细问了问她创业的细节问题。她创业的项目是什么？创业可能遇到哪些问题？怎么解决？对未来行业发展前景怎么样？未来3～5年的规划是什么？她面对我的问题滔滔不绝，而且有理有据，甚至已经做好了很多创业的铺垫性准备工作。让我感觉到欣慰的是她的想法与我创业的想法不谋而合，确切地说我们的理想和目标是一致的，她解决问题的思路和方法给我一些新的启发。

当时，因为我们两个聊创业的事情，聊得热火朝天，几乎没有喝酒，所以我们两个人的头脑都是很清醒的。我举杯邀请她加入到何氏养生，让我们就像好姐妹一般将这份养生事业当作终生的事业干下去。

她没有立刻答应我，而是让我给她思考的时间。我知道她让我们都远离酒局，彼此都确定清醒了再谈合作的事宜，而不是一时冲动！

从这次之后，我们经常见面聊天，关于合作的细节问题。我之所以着急是因为这个人我千万不能错过。她也多次到我们何氏养生来实地考察。用她的话说，既然合作就是一辈子为之而奋斗到底的事业，必须了解清楚每一个环节。

最终，我的真诚和何氏养生的实力让她觉得值得去合作，值得走到一起奋斗。于是，她加入到我们何氏养生。在她的帮助之下，何氏养生很快走进了正常轨道，不得不说何氏养生能够有今天的成绩与她也有很大的关系。

虽然人各有志，但是我们正是有共同的目标和理想而握手合作，而且合作特别愉快，这不仅是命中注定的缘分，更是上天对我的一种赏赐。有共同的理想和目标，无论我们遇到多么大困难都能够抱团解决。

在现实生活中有的人追求金钱，有的人追求地位，有的人追求的是归属感。很多人将团队失败的原因归为未能建立属于团队的共同的目标，或者只是个人的欲望，或者极少数人的共同目标在呼喊，但是未必能够起到真正的作用。很多失败的教训告诉我们：团队合作中需要找准所有人的共同点，制订出与大家息息相关的共同目标。

人常说出发得太久，忘记了当初出发的目的，但我铭记我们的初衷：建立强大的团队，更好地为客户服务。从开始到目前为止，这个目标没有发生丝毫的变化。今天能够让我们何氏养生健康快速地发展，正是离不开我们始终如一、坚定不移地坚持我们的目标，及团队亲密无间的配合。因此，也总结了几点关于如何建立团队目标的一点小小的经验，供大家参考。

首先，要统一思想。如果团队的思想不能统一，你往西他往东，这样不仅不能达到合作共赢，而且可能降低企业的效率，进而影响到企业的发展。所以，企业家一定要与你的员工与你达成共识。

其次，统一规则，一个团队管理必须要有明确的规章制度，员工该做什么不该做什么都有明确的限制，不能做突破企业团队底线的事情。

最后，行动要统一。一个团队在行动的时候要相互沟通与协调，让行动统一有序，使整个流程合理衔接，每个细节都能环环紧扣。

在企业管理中目标就像灯塔，为航船指明前进方向，并能给航船以前进的精神鼓励。在鼓励员工为你打拼之前，领导者应该有一个明确的目标，并且为企业的每一个成员都制定一个定性定量的目标，让员工的激情与能力能够有的放矢，同时，还要把员工的目标统一到团队中来，这样才能充分地发动每一位员工工作的激情，并且在实现自己理想的同时实现企业的理想。

## 6 强大完美的技术合作团队

我觉得无论一个企业多么厉害都不能算老板厉害，而应该归功于他们的团队。一个人再厉害，毕竟是单枪匹马，单打独斗难成大气候，当一个团队真正厉害的时候，他们能够所向披靡，战无不胜攻无不克。

这么多年过来，团队对我们这样的技术服务性企业的重要性尤为突出，所以，我们在团队建设的过程中想尽一切办法，尽一切可能打造强大的技术团队。

为了能够统一提高我们何氏养生的团队技术，我们将员工分成了若干个小组，最初进行互相辅导联系，之后每个小组之间再进行技术服务比赛，输了的一组不仅要接着学习何氏养生技术，而且要在大家面前做出深刻忏悔，然后再次与其他小组进行比赛，而胜利的一组并非从此就可以高枕无忧了，而是还要帮助其他小组提升，还需要进行比赛……其实，我所实行的就是比学赶帮超的方法。

考核成为了我们何氏养生的常态。我们通过考试监督每个学员的学习成效，另外，督促他们自觉学习。我们的考试几乎是不定期的，更不提前告知考试的时间，我们担心有些学员提早知道我们的考试的时间临时抱佛脚，虽然考试是通过了，但实际上他的技术并没有达标，这样做的结果不仅害了学员自己，而且也害了公司，更严重的是可能对客户造成伤害。所以，我们说考试就进行考试，这样使得每一个想抱佛脚的学员没有时间抱佛脚，而且为了不在那么多的人面前丢脸，时刻保持学习状态备考，这样就是我们不考试他们也将真正的知识吸收了，最终，将学来的这些服务技术用在客户的身上，高质量地为客户服务。

我曾经为了帮我们团队每个人的服务技术质量，我不得不贡献自己的“最美后背”让大家当作提高“试验田”进行试验。可是，后来随着我们团队的逐渐壮大，仅仅靠我的“一亩三分地”是不够大家试验的，于是我将我们队的高层、中层领导拉了进来，要求每个人都要亲身体验我们的项目技术和产品。

我经常对这些中高层领导说，我不需要你们的后背像我的后背一样伤痕累累，但是你们的后背一定要有我们的技术和产品的痕迹，你们要传承这份责任。

其实，这个方法对提高我们团队的服务技术起到了非常大的作用。你想想领导脱光了躺在床上，让自己手下的学员们将最近学的服务技术在自己的身上操练一遍，如果是对服务技术掌握很好的学员，不会给自己顶头上司的后背留下一点伤痛，但遇到那些对服务技术掌握不是很好的学员，必然要在自己领导的身上留下伤痕。作为领导你还有什么可抱怨的，只能怪你没有带领好自己的学员，没有督促让学员学到真正的服务技术，所以才导致了背上的伤痕。如果要想让学员不给自己的后背留下伤痛，唯一的办法就是帮助学员提高服务技术，而且这些学员即使在他们的领导的后背考试成功了，还要接受我的考试。如果在我这里考试没有通过，学员的直接领导接着带着学员继续学习，依然要在他们的后背进行试验，所以有些聪明的中高层领导对自己所带领的学员要求极为严格，他们希望学员能够学到真正的服务和技术，不仅在自己后背考试成功，更需要在我这里考试能够成功，这样他们不是也省事了吗？反过来，领导也要在学员的身上进行养生服务试验，让每个员工能够体验到真正的好的服务不会带来伤痛，却能够真正解决病痛，而且手法的轻重缓急学员进行体验，才能更好地学习与掌握。

只有团队的服务技术强大了，我们才能照顾好客户交给我们的生命，我们才能够用生命去呵护顾客的生命，才能对得起这份信任。

我经常告诉我的学员们，要以我们的责任赢信任，要以使命延客户的寿命。虽然我们经常开会，但是永远不开销售培训会议。我认为好的产品、好的项目、好的技术是不需要销售语言的。我经常告诉我的学生和弟子们，我们的技术无论再好，顾客评价无论再高也只是1%，那个99%就是我们的德行。怀着什么心情把这1%做到顾客身上，取决于我们的职业道德。所以我们更注重的是在企业培训里，企业文化的导入，就是感恩、责任和使命，再加上我们自己认为只是1%的技术就达到了100%的效果。

我的老师国医大师胡维勤教的不是我一个人，他教了那么多学生，但是老师唯独对我特别严格，也特别喜欢我，就是因为我一直告诉我的这些同学们，我说老师我就是传承了您1%，您传给我这99%来去服务，为别人的健康保驾护航。

因为我在跟着老师学习的期间，发现有的同学也传承了这个技术，没有做好，他就会怪老师没有教他养生保健的干货、怪同事们不配合好、怪顾客太刁钻，唯独没有从自身找原因，而我在效果不满意的时候，我永远问自己为什么同样的技术和客户，而我却没有做出老师那种效果来？所以，恩师胡维勤老师那种大爱中国、健康强国的这种理念倡导也深深地感动着我，我也在传承着这份医德，才使得我们有今天如此庞大的技术团队！

# / 第八章 /

# “根”深才可以叶繁枝茂

1. 何氏养生的“根”在哪里？
2. 感恩让我们找回“性本善”
3. 员工给我磕头拜年
4. 让感恩文化传递
5. 传承让我们走得更长远
6. 生根发芽的爱

# 1 何氏养生的“根”在哪里？

我在外面和同行或者其他企业家朋友交流的时候，我更多地提到了企业的“根”文化，根正苗红，根深叶茂，其实说的就是根的重要性。一个发展了几百年的企业依然屹立不倒，就是根的存在，尤其那些百年老字号，千年老字号。每当我讲到这个企业“根”文化的时候，总免不了有人赶紧跟着问：“你们何氏养生的根文化是什么啊？”

在中华上下五千多年的养生文化史中，有一族姓始终与中医文化一脉相承，为中医行业做出过巨大贡献，其后人始终坚守“不为良相为良医”的治病救世哲学，传承八百多年，被世界医学界称之为“罕见的奇迹”！那就是何氏中医世家。

根据何氏家谱记载何氏中医的始祖应该是北宋时期的何柟、何彦猷与何易宇三兄弟，北宋赵构绍兴年间因力挺抗金英雄岳飞无罪，后来被秦桧一党弹劾，兄弟三人从吏部侍郎、大理丞和翰林医官使等官职上弃官从医，为何氏世医之始，经历了860多年，29代人，出了360多名医生，共有医学专著160种近千卷。

清代名医何其伟（字书田）是何氏第二十三世医，以诗文与当世名流交，与林则徐关系密切，曾经为林则徐虎门禁烟出谋划策。有戒烟处方：若有瘾一钱则方内，用烟灰一分二厘为度，必以饭前服否则不验。这个戒烟方救人无数，林为此赠对联：橘井活人真寿客，干山编集老诗豪。

晚清名医何鸿舫是何氏中医的第二十四代传人，技术高明，名震四方，民间流传着很多他“治病如神”的佳话。

何鸿舫抢救了一个痢疾病人，前面的几个医生都为其治疗了，一致以为病人拉痢疾导致身体虚脱，便开阿胶等系列补药给病人服用。只有何鸿舫认为病人肚子的毒素还没有拉干净，如果要想彻底治疗好病人，需要服用药物让病人更多地拉肚子，好将毒素排出。病人真服用了何鸿舫所开药物，拉痢深度虚脱，但过了几天，病人的病彻底好了。

何鸿舫最擅长内科和外伤病，为了方便给病人看病，他在自己家的门口开设寿山堂药店，常备药罐炭炉，免费以助病家，遇到贫无药资者不收诊金，还在药房上加盖“免费给药”，因此誉满江南。

据说何书田、何鸿舫父子还整理出了近两千年宫廷养生秘籍，研发了一套宫廷养生术，仅供慈禧太后养生，秘而不传，禁止史载。

民国八年，何氏后人整理家谱，有幸发现了其祖上的宫廷养生秘笈，故传承于世。从此宫庭何氏养生术溢彩流光，上层社会均流行着一种“养命重于救命，预防胜于治疗”的养生理念，很多达官贵人、社会名流均体验过宫庭何氏养生术，并给予高度认可和赞赏。

经过时代变迁和历史变革，何氏中医世家打破了传男不传女的传统。我很荣幸成为何氏中医养生第29代传人，为了更进一步传承和发扬光大何氏祖先留下的医术，我对祖先的医作无数次琢磨学习，并带领着学生与学徒共同钻研，为了更进一步完善和丰富何氏中医术，我几乎拜访遍了全国各地的名医，并师承多名中南海首长保健医，博采众多国医大师之长，将宫庭何氏养生术、中华数千年传统医学技术和现代科技相结合，融会贯通，取得了很大的收获，创立了安全高效独特的“何氏易筋通6+1系统养生模式”。

很多人通过何氏养生的技术不仅解决了个人身上的问题，还解决了家人、亲戚朋友身上的问题，找回了健康快乐。其实，我更是中医养生的受益者，所以我非常感谢我的老师们，正是身边越来越多的人给我更多的信心和希望，使得我更加坚定了我的信念，将何氏中医养生发扬光大。

但是，现在很多优秀的文化发展到了今天却受到了年轻一代人的排除，很多年轻人对自己祖上传下来的东西并不感兴趣，想要干自己感兴趣的事，还好我对中医有极大的了解和学习欲望，这个原因应该归功于我的父亲。

我父亲忍受病痛的折磨，对我触动最大的，尤其疼痛难忍在病床上疼痛得汗如雨下，蜷缩在一起的时候，我发现我必须走上健康养生之路，只有这样才能为父亲找到治疗的方法。

我父亲是一名军人，他也是抗战英雄，因为他当时在一线战斗，身上从头到脚有大大小小的伤疤，也正因此，每逢刮风下雨他就和天气预报一样，提前全身疼痛。父亲一米八的个子，枪林弹雨都闯过来了，但是被病疼折磨得蜷缩在床上，有的时候疼得撞墙，到最后我的父亲就只能拄着拐杖走路了。

到现在，有的时候我父亲撞墙的声音，还有那个拐棍哒哒的声音还时常在我耳边响起来。每当研发技术的时候，我都会想到这一情景。

我是在我父亲50岁的时候出生的，所以和父亲感情特别好，5岁左右记事了，那个时候就下定决心，我长大就要当一名医生，一定要学一种医术和技能帮助我父亲解决病痛。也就是这种机缘吧，我就毅然地走进了这个健康养生的行列。希望能够为更多的还在忍受着病痛折磨的父母亲减少痛苦，带来健康快乐！

# 2 感恩让我们找回“性本善”

中国有句古话“百善孝为先”，也就是说孝敬父母亲是在这种美德之中占第一位的，一个连父亲母亲都不懂得孝顺的人别指望他热爱祖国，热爱人民了。古语还有“老吾老以及人之老，幼吾幼以及人之幼”，也就是说我们不仅要孝敬自己的父母亲，还应该懂得去尊重别人的父母亲，爱护别人家的小孩，这样的人才能成为合格的人。

父母亲不仅给了我们生命，并且从小一把屎一把尿拉扯长大，我们长大了，父母亲却老去了，我们反过来应该去好好地孝顺父母亲，这是一种感恩。我们去孝敬别人的父母亲，照顾别人的小孩，俗话说远亲不如近邻，在家靠父母出门靠朋友，我们照顾别人，有一天别人也会以同样的方式来回报我们，别人也会孝敬我们的父母亲，别人也会照顾我们的小孩，这也是一种感恩。

人生的道路是曲折的，坎坷的，很多时候我遇到的困难大于我们个人所能够克服的能力，但是因为我们曾经帮助过别人，或者我们有过感恩于别人，在此刻别人也会向我们伸出温暖的援助之手，帮助我们解除困难。当我们学会感恩的时候，在我们迷茫的时候，就会有人为我们指点迷津，因为他觉得你值得帮助。当我们学会感恩的时候，在我们犹豫甚至后退的时候，有一帮兄弟在你的身后给你力量，推着你向前进，帮助你登上人生的巅峰……

为什么有人帮助你，就是你曾经的善良，曾经的感恩，让别人觉得你是一个真正的人，有血有肉有感情的人，今天帮助你，当自己遇到困难的时候你同样会帮助自己。当然我们不能为了善良而为善良，感恩而感恩，更不能为了这些刻意等着别人感恩我们。我们自己先做一个善良的人，懂得感恩的人，其他的就交给上天，一切顺其自然吧！

懂得感恩的人在困难的时候不缺帮手，懂得感恩的人从来不会孤独，懂得感恩的人是善良的人，懂得感恩的人是永远不会缺少朋友的人，懂得感恩的人的世界是开阔的。

有一个单身女人刚搬了家她发现隔壁住了一户穷人家， 一个寡妇与两个小孩子。

有一天晚上那一带忽然停了电那位女子只好自己点起了蜡烛。没一会儿忽然听到有人敲门。 原来是隔壁邻居的小孩子，只见他紧张地问：“阿姨请问你家有蜡烛吗？”女子心想：他们家竟穷到连蜡烛都没有吗？千万别借他们，免得被他们依赖了！

于是对孩子吼了一声说“没有！”正当她准备关上门时，那穷小孩展开关爱的笑容说：“我就知道你家一定没有！”说完竟从怀里拿出两根蜡烛说：“妈妈和我怕你一个人住又没有蜡烛，所以我带两根来送给你。”

此刻女子自责、感动得热泪盈眶，将那小孩子紧紧地拥抱在怀里。

还有一对夫妻很幸运地订到了火车票，上车后却发现有一位女士坐在他们的位子上，先生示意太太坐在她旁边的位子上，没有请那女士让位，太太坐定后仔细一看发现那位女士右脚有点不方便，才了解先生为何不请她起来，他就这样从嘉义一直站到台北。

下了车之后，心疼先生的太太就说：“让位是善行，但是从嘉义到台北这么久，中途大可请她把位子还给你换你坐一下。” 先生却说：“人家不方便一辈子，我们也就不方便这三小时而已！”太太听了相当感动觉得世界都变得温柔了许多。

“人家不方便一辈子，我们就不方便这三小时而已！”多浩荡大气、慈悲善美的一句话，它能将善念传导给别人，影响周遭的环境氛围让世界变得善美、圆满。

“善良”，多么单纯有力的一个词汇。它浅显易懂，它与人终生相伴，但愿我们能常追问它、善用它，因为老祖宗早就叮嘱过“善为至宝”一生用之不尽啊!

善良是人人聚类、向上提升的本质、本性、本能。如果具有善之心而缺乏良之行，即为伪善；具有良之判断而不行善之方向，是为假善以莠，不足取。

播种善良，才能收获希望。一个人可以没有让旁人惊羡的姿态，也可以忍受“缺金少银”的日子，但离开了善良，却足以让人生搁浅和褪色一因为善良是生命的黄金。多一些善良，多一些谦让，多一些宽容，多一些理解，让人们在生活中感受到美好和幸福。这是善良的人们向往和追求的，也是我们勤劳善良的中华民族所提倡和弘扬的。

人之初，性本善。我们之所以善良，是源于人类懂得感恩，感恩让我们本性更加地善良，更加地纯洁。

拥有感恩之心的人，他们的生活中不会缺少任何东西。无论你生活在何地何处，或是你有着怎样特别的生活经历，只要你胸中常常怀着一颗感恩的心，随之而来的，就必然会不断地涌动着诸如温暖、自信、坚定、善良等等这些美好的处世品格。自然而然地，你的生活中便有了一处又一处动人的风景。

同样，感恩也是企业不可或缺的元素。

一个能永葆青春的企业必然有颗感恩的心，有一群懂得感恩的员工，懂得感恩，敢于承担责任，是每一位企业员工都要明白和厉行的准则，是企业不可或缺的重要元素，每一位企业家的血管里都应该流淌着感恩的血液。

在企业职业生涯中，无论做什么事，都要将个人的心态归零：放空自己，抱着学习及感恩的态度，把每一次都看成一个新的起点，一次新的机会，不计较一时的境遇得失。只要做好心理构建，拥有感恩的心态以后，不管做什么事都可以甘愿付出、尽最大的努力，当机会到来时才可以抓住，你将会取得更大的成功。

我们之所以能够走到今天，我觉得与我们何氏的感恩文化是分不开的。

我们何氏养生的全体员工，不仅每天早晨需要跪拜孔子还有何氏医祖何柟、何彦猷与何易宇等。我们能够知书达理都是从孔子这里传承下来的，所以，我们应该感谢他，而不能理所当然地接受。通过感恩我们才能每天都更加努力地去学习技能以回报社会，回报孔子，这样让自己每一天的内心都是温暖的，充满激情的，因为我们回报的是孔子，我们也相信他能够感受到我们的回报，也相信他能够给我更多的帮助。

跪拜何氏医祖是因为他们将自己的养生技术毫不保留地传给了后人，一代代传承到今天，我们今天能够过上好日子，能够让更多的人减少病痛的折磨，这一切都是何氏医祖的功劳，所以，我们必须要感谢他们。感谢何氏医祖让我们在他们面前总结得失，汇报成果，让我们每一天都带着使命和责任，让我们从内心出发，自觉地去奋斗。

不仅如此，我还感谢我们的养生环境，给它们磕头。我们每天在这里平平安安地工作、学习、生活，都是这个环境赐予我们的，所以，我们对这个环境应该感恩。我们的员工每天都会给我们的环境磕头，给每个房间磕头，是它们给我们每个人提供了容身之所；给每盆花磕头，是它们给我们创造了充满春意充满朝气的每一天；给我们为客户提供的养生设备磕头，是他们帮助我们为客户提供了更好的服务……

我们磕头感谢环境，环境每天以平安来回报我们。因为我们是发自内心的感谢，所以我们的内心是坦然的，我们就像这个环境一样有那么大的包容之心，爱心，耐心，责任心。当我们真诚感谢的时候，屋子里面的每一根柱子，每一块地板，每一片叶子它们都能够感受到，并且它们也会感谢我们。当我们生气对着它们发怒的时候，每一根珠子都在颤抖，每一块地板都在动荡，每一片叶子都在颤栗，我们怎么可能有安定的环境去工作呢？怎么可能有好的环境去为客户服务呢？

我们感恩客户，我们感谢员工们，我们感谢这个环境给我们提供的一切，所以我们就需要用最好的药方为客户服务，最好的技术为客户服务，最好的态度为客户服务。

爱抱怨的人为何总说生活太累，因为他只看见了自己的付出，却未看见自己的收获，他们不懂得知足与感恩。不要抱怨你的工作环境不好，不要抱怨你的工资不高，不要抱怨你的上级太严厉，不要抱怨你住的宿舍太破，不要抱怨你的电脑速度太慢，不要抱怨你空怀一身绝技却无人欣赏，现实中有太多的不称心，即使生活给你的是垃圾，你一样可以将垃圾踩在脚下，登上世界顶峰。

企业更需要这种情怀，在企业追求利润和发展的过程中，有没有停下来想一想，把这种情怀组织起来，用一种更深层次的角度审视企业的价值平台，从而具有一种更积极的社会心态、更开阔的视野和更宽广的胸襟，为社会，为自然、为生命、为灵魂，搭建一个能够净化心灵的港湾！

# 3 员工给我磕头拜年

我们每个人在自己的一生中，从小时候起，就接受着父母亲对我们的养育之恩；上学之后，老师对我们有教育之恩；工作之后，领导对我们有培养之恩。当我们老了之后接受晚辈的赡养。其实，人生就是这么一个轮回。我们父母亲养育我们，我们赡养发父母亲，就是我们感恩，所以我们孝敬，我们赡养。

我们有感恩之情，说明我们对人与社会有正确的认识，报恩说明我们在这种正确认识之下产生的一种责任。如果一个人不懂得感恩，不懂得感恩，一味的向身边的人索取，向社会索取，他就很难在这个社会上立足。

只有我们每个人懂得学会感恩，懂得感恩，我们周围就会充满了和谐的氛围，当你这样的感恩别人的时候，别人也会感恩与你，你才能在遇到困难的时候有人帮助你。在感恩的氛围之中，每个人都会认真务实地做好每一件事情，人们才能严格地要求自己，每个人才不是那么地孤独。

感恩其实是一种认同，是我们发自内心的一种共识。我们生活在这个社会之中，无论是我们身边的人，还是大自然给予我们太多太多的东西。往往这些东西是免费的，如果我们不懂得感恩，那自然不会珍惜。当有一天你将这些免费的东西浪费完了的时候，才懂得珍惜的时候一切已经离你而去。我们感谢身边的人，是他们给你一份安心工作的环境。

我们应该感谢大自然的一切，感谢太阳给我们光明与温暖，这是我们宇宙浩瀚的敬仰；感谢大海给我们广阔和远方，这是对我们包容新的领悟；感谢草地是它们给我们满眼的绿色，这是我们对生命的敬畏。只有我们对这个世界去更多的感恩，我们才能对这个世界有更深的理解，更会懂得如何与这个世界和平相处。

上个月我比较忙，再加上身体有些不适，于是我在我们店里进行调理。恰好那几天保姆请假了。还在上小学的儿子吃饭成为了一个问题。我只好给儿子发短信，告诉他放学之后可以到马路对面的饭店去吃饭。

可是到了晚上六点半的时候，有人推开我正在调理的房间门，只见儿子提着保温盒进来了，他亲手为我做了米饭还有几个小菜，当时我几乎惊呆了，我们从来没有教他做过任何饭菜，他竟然自己会做了，而且味道还相当不错。

儿子很得意地看着我说："妈妈照顾我那么辛苦，我一定要学会照顾妈妈！"

当时我真的感动得眼泪都要流下来了。

当我们在帮助身边的人的时候，其实身边的人是看在眼里的，只是有的人善于表达，受到帮助时会立马表示出来，有的人不善于表达，将你对他的好默默记在心中，他们都在以不同的方式来感恩，或者回报，只是有时候我们没有去理解罢了。

记得前几天在微信朋友圈我看到了这么一个微视频：一个生活贫困的男孩为了积攒学费，挨家挨户地推销商品。傍晚时他感到疲惫万分饥饿难挨，而他推销得却很不顺利，以至于他有些绝望。这时他十分饿，他敲开一扇门希望主人能给他一杯水。开门的是一位美丽的年轻女子，她却给了他一杯浓浓的热牛奶，令男孩感激万分。

许多年后男孩成了一位著名的外科大夫，曾给他恩惠的女子因为病情严重，当地的大夫都束手无策，便被转到了那位著名的外科大夫所在的医院。外科大夫为妇女做完手术后惊喜地发现，那位妇女正是多年前在他饥寒交迫时热情地给过他帮助的年轻女子，当年正是那杯热奶使他又鼓足了信心完成了学业。那位妇女想这次费用一定很贵，当她鼓起勇气看时，惊喜地发现手术费单上有一行字：手术费=一杯牛奶。

我们经常听到一句话，付出不一定有回报，不付出绝对没有回报。帮助与感恩也是如此，我们帮助了别人不能立马索取感恩或者回报，我们应该抱着纯粹而不求回报的心去帮助，目的性太强的帮助有些吓人。但每个人一定要有感恩之心，这样你才能是一个温暖的有人情味的人。

我们何氏养生一直倡导孝文化、感恩文化，使得员工之间都能够相敬如宾，和和睦睦相处，在需要配合工作的时候都能够快速地凝聚在一起，这一点让我很欣慰。另外，每到逢年过节的时候，员工自发来给我磕头拜年，感恩这些年我对他们的培养之情。这点更让我感动。很多员工很可能在家都未必给自己的父母亲磕头，但是在我们的感恩文化之中，觉得我就是她们的父母亲，值得向我磕头。

说实在的，有很多员工跟着我十多年近二十年了，我看着他们从涉世未深的黄毛丫头，一步步成长为何氏养生馆的得力技师，然后成家有孩子，在我的眼里他们都是我的孩子，所以在传授他们何氏养生技术的时候，我特别严格，就像教育我自己的孩子一样严格，我没有别的目的，只希望他们能够学到真正的养生技术，然后快速健康地成长。

正些孩子信任我，就像我们的客户信任我一样，将他们交到我这里，我必须有责任和义务对他们的一切负责。正是这种信任，让我获得了员工们的感恩与回报，使得我每天有使不完的劲儿，将自己的何氏养生技术毫不保留的传授给他们。

这是这种感恩，让我肩上责任更重大。所以，我更有责任将何氏养生发扬光大，当然也需要与时俱进。任何一个人和任何一个地方，都有它的优点和闪光点，比如我们会走访一些对某一个问题和症状有研究而且取得了优秀成果的养生专家，我们会跟他们来沟通，把他们请到我们的何氏养生馆，来为我们客户服务。还有的就是一些药方、偏方，都用了几代人了，而且也得到很多很多的病人和病患的认可，我们会把这个药方整合过来。

我要将最好的养生技术传授给我的员工，让更多的病人受益。我的想法很简单，我要对得起孩子们对我的那一跪。

一个懂得感恩并知恩图报的人，才是天底下最富有的人。感恩是一份美好感情，是一种健康心态，是一种良知，是一种动力。人有了感恩之情，生命就会得到滋润，并时时闪烁着纯净的光芒。永怀感恩之心，常表感激之情，原谅那些伤害过自己的人，人生就会充实而快乐。

## 4 让感恩文化传递

感恩是一个人与生俱来的本性，是一个人不可磨灭的良知，也是一个人健康人格的表现，一个连感恩都不懂的人必定是一个冷血且无情的人不会对身边的人好，更不会给社会创造价值。感恩是一种对恩惠心存感激的表示，是一种不忘他人恩情的人萦绕心间的情感。学会感恩是为了擦亮蒙尘的心灵而不致麻木，学会感恩是为了将无以为报的点滴付出永铭于心。

感恩是一种处世哲学，是生活中的大智慧。人生在世不可能一帆风顺。种种失败、无奈都需要我们勇敢地面对、豁达地处理。

英国作家萨克雷说："生活就是一面镜子，你笑，它也笑，你哭，它也哭。"感恩不纯粹是一种心理安慰，也不是对现实的逃避，更不是阿Q的精神胜利法。感恩是一种歌唱生活的方式，它来自对生活的爱与希望。

因为我们懂得感恩，所以我们收获了更多的感恩。

我们的很多员工都来自外地，远离父母亲和孩子。为了让员工们能够安心地工作，为了让他们的父母亲和孩子放心，我们专门为她们的父母亲和孩子设立了养老基金和教育基金。

如果我们员工的父母亲生病了，急需用钱的时候，可以从养老基金中拿出钱先看病。如果我们员工的孩子上学需要学费，我们也从教育基金中拿出一部分钱用来交孩子的学费。

除此之外，只要我们的员工回家，我们何氏不仅要以书信的方式汇报他们的孩子在我们何氏养生馆生活、学习、工作的情况，还需要给父母亲带我们何氏养生专门准备的礼物，尤其在过年的时候，我们的员工必须要给父母亲送红包。作为父母亲来说不在于孩子送的红包多少，在乎的是这种孝心。

总之，我们何氏养生馆将员工的后顾之忧解决了，员工才可以集中精力在这里好好上班，才能用更出色的服务态度服务客户。

最早我们招聘员工的时候没有现在这样的要求，所以进来的员工各种性格特点的人都有，为了将他们培养成为合格的我们何氏养生的员工，我可没有少费工夫，是她们磨炼了我的忍耐心，也成就了她们。最初她们就像一棵棵小树苗，我不断地给她们松土、施肥、浇水、除草、除虫，我们伴随她们成长，伴随她们枝繁叶茂、开花结果。

现在社会很多人的婆媳关系处理不好，但我们这里的员工婆媳关系处理得非常好。这是为什么呢？我们鼓励，甚至要求每个员工回家必须给父母亲洗脚，给自己的亲生父母亲洗脚还不能体现孝心，而是一定要给自己的公公婆婆洗脚。无论多么无理的婆婆，看到自己的儿媳妇每次为自己洗脚，自己的亲生儿女都没有做到，但儿媳妇做到了，她就是铁石心肠也会感动，她还好意思再去为难儿媳妇吗？

虽然这招很简单，但收到的效果很明显。

曾经有一个老太太打电话给我，痛哭流涕，说她非常感谢她的儿媳妇，以前她那么对待儿媳妇，但是儿媳妇从来没有一句怨言，不仅给自己洗脚洗衣服，还给自己买好吃的好穿的，她的女儿都没有做到。她还问我是怎么教育出来这样的孩子，她非常感谢我，她希望我能够多多关照自己的儿媳妇，她很心疼她的儿媳妇，让她晚年能够享到如此大的福。我告诉老太太，在我这里您的儿媳妇就是我们的孩子，不会让她受到一点委屈。老太太放心了！

我还接待过很多亲自来向我致谢的员工的家长。其中，有这么一位家长我印象比较深刻，因为最初是他带着自己的女儿来到了我们何氏养生馆。女儿长相不错，但就是一副吊二啷当的样子，看人的时候都不用正眼看。他的父亲说，她的女儿不听话，好逸恶劳，大钱挣不到小钱看不上，挣不到钱还爱大手大脚爱花钱，一点也不懂得节约，还经常与自己顶撞。家长之所以将自己的女儿送到这里，就希望能够在这里好好教育一下，而且还能学到技能、挣到钱。

看到这个女孩的样子，我的确有些犯难，因为我也不敢保证将他的女儿培养多么好。但是看到她的父亲用期待的眼神看着我，我只好硬着头皮答应了。

在培训的过程中这个孩子根本不听我的话，我说往东她偏要往西，总之，想尽一切办法与我对着干，很多次我想放弃，但是每次我似乎都会看到他父亲那双期待的眼神。既然家长放心地将孩子交给我，我就有责任将孩子打造成父亲所希望的状态。

原来，她家里有两个女孩子，一个男孩，父母亲重男轻女严重，对她不闻不问，为了引起家人的关注，获得父母亲的爱，她从小故意犯错误……

我找到原因之后，有针对性地去教育……

半年之后她的家长再次找到了我，希望能够将自己的孩子带回家去，因为现在他的女儿不仅人变得听话了，人也勤快了，懂礼貌了，懂得孝敬父母亲了……

虽然我有些舍不得，但我还是希望让他的女儿来选择离开还是继续留在这里。

最终，他的女儿选择了留在这里，她觉得这里就是自己的家，这里改变了自己的命运，让她找到了尊严，找到了自信，她要继续留在这里好好工作回报何氏养生……

我们在培养员工的时候抱着一颗感恩的心，我们交给员工除了何氏养生技术，还有就是懂得感恩。心怀感恩，可以让我们内心平静，减少工作的压力，减少对工作的抱怨；感恩，可以让我们找到工作的动力，使工作不单单是为了收入；感恩，可以在我们不知所措的情况下，明白我们要做的事情，引领我们前进的方向。

把感恩融入企业文化之中，成为大家工作的行为准则，让员工感受到企业的人性化关怀。懂得感恩领导，感恩同事，感恩客户，感恩每一位伙伴，提倡和谐、尊重、感恩、创新、责任、拼搏等精神，真正为企业发展建立一个良好的文化氛围，让每一位员工都能够在企业文化的影响下，自觉地做好每一份工作，自觉地干好每一件事情。

# 5 传承让我们走得更长远

中国的传统中医药学发展的历史相当久远，距今至少已经有三千五百年的历史了，治愈了不计其数的人的病痛，中医之所以能够有如此强大的力量，因为它不仅是汉族人民医学的精华，更是各个少数民族医学精华的融合，才使得中医有如此强大的治愈功效，成为迄今世界上医学理论最系统、内涵最丰富、应用最广泛、保留最完整的突出代表。

中医不仅为人类的繁荣昌盛做出了巨大的贡献，而且为现代医学和生命科学快速的发展同样做出了巨大的贡献，比如从阴阳互动的平衡观、脏腑经络的整体观、天人合一的生态观、以人为本的生命观、三因治宜的辨证观对疾病的预防控制上，还是在人类生育、健康、衰老、疾病、死亡等生命现象全过程的科学认识方面，尤其是在提高人类生活质量、延长人类生存寿命，防治慢性病和老年病，对目前现代医学病因不清、疗效不佳的各种疑难杂症及高死亡疾病如心脑血管疾病、糖尿病、癌症、肾病综合征、慢性阻塞性肺病等疾病以及新型的高致病性传染病，如非典型肺炎、禽流感，甚至对21世纪有“黑死病”之称的高致命性传染病如艾滋病等，都显示出了中医药的独特疗效和显著优势。

但是，近百年来，尤其是“五四”运动、新文化运动之后，我们的国学受到了严重打击，总认为“人家”的月亮比中国的圆，这种想法严重影响了我们的价值观和人生观，从而也影响了中医的发展。在西医与中医面前，很多人选择了西医，因为西医它能够快速直接对病痛点进行治疗，可以减少病人的痛苦，在一定程度上虽然西医快速治疗好了疾病但同样对身体造成了巨大的伤害，只不过这种伤害是隐形的，或者潜伏期比较长的，对西医有依赖的人一般都很相信西医，从来没有考虑西医在治病救人的同时也在对身体造成伤害，很多人都不会察觉和相信西医会救人还会伤害人！中医最大的缺点就是治疗的周期长，效果不会起到像西医那样立竿见影的效果，但一般治疗之后对身体不会造成伤害，因为中药很多都是中草药成分，所以当病人处在病痛之时，肯定选择那个让自己立马不再疼痛的西医。所以，这就是很多医院西医部门很火，但中医治疗受到冷遇的原因。还有一种情况就是医生推荐先考虑用西医治疗，因为西医虽然残酷（动手术之类），但效果明显，有些病西医也没有办法治疗的病人，只能介绍给中医来治病，因为中医温柔（看不到血，不动手术），但很多中医却治疗好了西医治疗不好的病人，毕竟中医有三千五百年的历史，肯定积累了很多经验和神奇的方子。

记得前几天我与几位在美国当医生的华裔朋友聊天，她说当我们国人对中医漠视的时候，国外却在拼命研究中医，国外那些著名的医疗机构的世界顶尖医生现在都来研究中医，可见中医的重要作用逐渐被国外认可。我朋友还开玩笑似地说，中医有很多方面也让国外的医生头痛不已，比如，一个药方需要十几种中草药，每个中草药的成分是什么都很清楚，但当将这些药放在一起煎熬时，这个药汤的成分让他们测不出来，但正是这种测不出成分的东西却治好了疾病，你说中医神奇不神奇？

中医的力量大家是有目共睹的，但是如何传承成为我们每一个中医人需要思考的问题。

我做的是中医养生，从我自身来说，我感觉我们很多人忽视了我们中国的传统养生文化的文化内涵，其实它是我们民族对大自然的认识，以及对生命与疾病的认知，就因为我们忽视了它的这份最重要的文化内涵，导致了我们中医养生文化后继乏人，传承困难，使得中医西化这种阴影也挥之不去，但是一定有它的精髓所在，否则它为什么能流传几千年，让人们传承下来？所以还是一定会有有缘人和热爱这个中医养生文化的人，像我一样这样传承，我坚信我们中国人一定会把我们中国的传统文化中医养生文化传承下来，把它发扬光大。

我们中国的传统文化博大精深，说起传承这个问题，不同方面的传统文化，应该有不同的传承方式，就拿我们中医养生文化的传承来说，它其实是具有代表性的中国传统文化，所以我们在传承的过程中注意方式方法。

我觉得要想很好地传承中医养生，首先国家应该重视起来，随着社会的发展，人们越来越对养生关注，仅仅依靠医院是无法满足广大人民群众养生的需求。只有国家重视健康养生，并且能够出台有更多的关于健康养生的法律制度与保障，才能够使得中医养生摆脱枷锁与束缚，还需要给中医养生更多的支持，这样中医养生才能快速发展，才能真正为政府减轻负担，为人民减少痛苦。

其次，应该将中医养生作为一种学习必备的课程，在以往的课程中虽然将中医作为一种课程，但课程所占的比例很低，而且只讲怎么救人，而养生环节少之又少，或者根本没有，使得很多人知其一不知其二。在教育中医养生的课程过程中将学员们的思想教育作为一个重点来抓，首先要让学员们多读中医经典著作，比如《黄帝内经》是中医理论的源头，还有《伤寒论》它是辨证论治的典范。读经典让他们了解祖师爷的精神和思想，丰富自己的内心，俗语道“治病先治心”，作为中医养生的师傅，你首先得具备祖师爷的精神和思想你才能真正了解病人的内心，才能拿得住病人，才能根除病人内心的“毒”，最终达到治其内治其外。思想教育中还应该树立正确的世界观和价值观，千万不能将学生们教育成为手术台上与病人讨价还价的“刽子手”。我们就拿针灸来说吧，很多医生也好保健师也好，在给病人治疗的时候尽量能够多扎针就多扎针，为什么呢？扎针太少无法收取病人更多的费用，扎针少了吧自己心里没有底，扎上几十根针或者几百根针，至少有一针能够起到效果吧！真是可笑至极，我们学习中医不要以发家致富为目的，更不能让病人在你这里碰运气。我们应该用最少的医疗耗材治疗最大的病，我觉得一个中医养生大师能够做到这点就很了不起。

我们应该重视师承，中医传承的最初不是学院式教育，而是一个师傅带着一两个徒弟给病人看病，师傅大都通过望、闻、问、切来为病人治疗病痛，徒弟只能跟着师傅学习，经过长时间的临床经验，徒弟才能心领神会，才能得心应手，一个徒弟的医术高明程度与师傅的医术高低有着很大的关系，那些医术高明的徒弟大都出自师傅，这就是人们经常说的名师出高徒，如果没有师承很难登堂入室，可以说师承是培养中医大家的捷径，名师一般不仅有丰富的临床经验，渊博的学识和深厚的中医理论，还需要较好的语言表达能力，高尚的医德，还需要有为百姓奉献的精神。只有这样师傅带领出来的徒弟才能医德高尚，宅心仁厚，才能为了病人的病而着急，才愿意为中医事业奋斗终生。作为一个好徒弟不仅要善于思考，虚心学习，刻苦努力，甘于寂寞，勇于奉献，因为一个好的师傅的经验是积累在日常生活一点一滴之中，不是一朝一夕就可以学到的，一定要耐得住性子，对师傅每一个做法进行分析总结，做到细心观察，心领神会，更应该对师傅有更多的关怀，人心都是肉长的，师傅心里暖和了，自然会将自己的医术毫不保留地传给徒弟。

要想传承中医养生，更多的还是要靠自学，所谓师傅领进门修行靠个人，如果自己不修行自己，无论多高明的师傅也带不出好徒弟。要做一个好的学员，老师在身边的时候认真学习师傅的一招一式，师傅不在身边的时候，多读经典医学著作，多分析书中的医学原理，并与老师在现实中教自己的进行对比，只要这样你才能理解老师的做法，才能做到融会贯通，才能发现问题，然后通过请教解答中提升自己，如果你不读书，你不会理解老师的做法，让你提问你连问题也提不出来，这样你连进步的机会也没有。

最后，还应该加强实践操作。在旁边看一百遍，不如自己动手一遍。中医养生不仅要记清楚原理和方法，更应该将这些原理和方法通过病人的身体来体现出来，如果只有理论而没有临床实践，其实就不能算作是传承。尤其现代化的医疗设备为中医养生的传承起到了积极的作用，一定要多动手，才能让中医养生不断地传承下去。

上面几点是我对中医养生传承的几点看法，我们何氏养生也有自己的特殊性，所以我们在传承中医养生的过程中也有自己的独特方法。

虽然我们何氏养生馆拥有何氏养生最精华的技术——何氏养生6+1。作为我个人来说，传承“何氏养生6+1”还是不够的，我们还要不断地完善，丰富何氏养生技术，所以当遇到一些好的师傅，拥有好的养生技术，无论花多大的代价我也要学习，然后以何氏养生6+1为核心进行修改完善，争取让何氏养生技术更进一步完善，以治疗更多的病人。另外，为了传播何氏养生，让更多的人知道何氏养生，每周我都会有一些课程，我去讲课，让听了我课程的人也能够帮助我们一起传承何氏养生的技术。

我这样做的时候，也有人提出过质疑，说我这样做会不会别人学习去了我们何氏养生技术，然后自立门户，成为我的竞争对手。我笑着告诉这些人，多虑了，我们何氏养生技术的目的就是治病救人，这些人学习我的技术也是治病救人，我们的目的是相同的，又何必在乎他们是张氏养生、王氏养生，或者李氏养生呢？

另外，为了传承何氏养生技术，将何氏养生技术发扬光大，我在教我的徒弟和学员的过程中非常严格。每周一全天不接待客户集中学习何氏养生技术，仅仅了解文字资料、图片资料是不行的，还要进行实践操作，还需要进行考试，如果考试不合格，需要进行反复学习，反复练习，直到考试合格为止，但是成绩合格并不意味着可以高枕无忧了，我们不定期还需要对每个人进行考试，通过这种方式让每个人都能够将何氏养生熟烂于心，手法水到渠成。

我有一个12岁的儿子对中医养生有着强烈的兴趣，虽然我没有去教他养生技术，但在我的影响之下，他似乎也会几种简单的养生技术了。

记得有一次她的奶奶觉得后背不舒服，他便自告奋勇地要为奶奶拔罐，结果让我惊讶的是他将竹管排列得比他们的师姐们都排列都整齐，这是我没有想到的。我问他将来做哪个行业，他自信满满地说和妈妈一样。我非常高兴，我也特别希望他能传承我这份事业，也和我一样成为传承中华养生文化的永远传播者。

目前我儿子太小，还没到学习技术的时候，我只能潜移默化地给他传输德行养生的理念。如果没有一个好的德行，是很难传承好我的何氏养生技术的。

我儿子经常对我说，我每次放假的时候妈妈都不在家，都没有时间陪我。他也会很伤心，我晚上就会跟他说，你知道妈妈去做什么了吗？我说妈妈去给叔叔阿姨们调理身体。那你也不能一个月都没有陪我了。我说因为他们也有很多很多像你这么大的儿子和女儿，他们的身体不好了，需要妈妈帮助，我们不能因为自己要做什么，而不去做我们应该做的事情。妈妈做这份工作，将来有一天你也会做这份工作，你也会理解这份别人需要你，你放下自己的事情为别人做事情的这份心情，你到那个时候长大了，你就会理解妈妈了。我说妈妈是在帮助别人调理身体，别人家里的哥哥姐姐弟弟妹妹也在等他们回家，人家也是那个时候回来，我也是这个时候回来的，我说如果没有这点奉献精神，一个人就没有价值，我说你要做一个有价值的人，就是要学会奉献和付出。我相信他能够听懂我说的这些，我也希望他能够担负起传承何氏养生的技术。

## 6 生根发芽的爱

我觉得一个人懂得尊重别人与感恩别人，才能赢得这个世界的尊重和感恩。尊重是以自尊为起点，尊重他人，社会、自然、知识，在自己与他人、社会相互尊重以及与自然和谐共处中追求生命的意义，展现、发展自己独立人格。感恩是一切良好非智力因素的精神底色，感恩是学会做人的支点；感恩让世界这样多彩，感恩让我们如此美丽。

我们经常怀着一颗感恩的心，我们的世界才永远充满阳光般的温暖，当一个小孩不懂得孝敬父母亲，不能理解别人，她就不会主动帮助别人，因此，她连想获得感恩的对象也没有。可见，让孩子懂得尊重别人，帮助别人，感恩别人是一门必修课。

在我们每个人的人生道路上，我们随时随刻会遇到令人值得感恩的事情。这些人都是值得我们去记住，并且时刻怀着感恩之情，感恩人性之美和不图回报的惠助之恩。有时候我们去帮助别人并非是回报恩情，只是我们在帮助别人的过程让爱再次传递，帮助更多的人，这样你在无意间也获得了感恩与尊重。我们不能老想着我们去帮别人做就是回报恩情，毕竟有些恩情是无法回报的，有些恩情更不能等价交换，只有我们用纯洁的心灵去帮助别人，尊重别人，同时铭记别人对我们的尊重和感恩，这样才能真正对得起曾经给予我们恩惠的人。

我们要学会爱、学会感恩，这样我们才不会因为缺少爱而枯竭，才不会为身边发生的不愉快的事情纠结不已。

说到这里我们想起了曾经在《读者》看到的一篇文章，我绝对对我的启发很大，他就是告诉我们当我们遇到纠结的事情，只要找总会找到让自己豁然开朗原谅一切，感恩一切的理由。

一次美国前总统罗斯福家失盗被偷去了许多东西，一位朋友闻讯后忙写信安慰他，劝他不必太在意。罗斯福给朋友写了一封回信："亲爱的朋友，谢谢你来信安慰我，我现在很平安。感谢上帝，因为：第一，贼偷去的是我的东西，而没有伤害我的生命；第二，贼只偷去我部分东西，而不是全部；第三，最值得庆幸的是做贼的是他，而不是我。"对任何一个人来说失盗绝对是不幸的事，而罗斯福却找出了感恩的三条理由。

我说这个案例不是拿名人标榜，而是我觉得我们在日常生活中会遇到各种各样的烦恼，我们不能怨天尤人，不要觉得全世界的人都在与你作对，不要觉得每一天都在糟糕透顶中度过，这个世界上的一切都是公平的。你帮助别人，别人有一天就会帮助你；你尊重别人，别人也会尊重你；你感恩别人，别人也会感恩你。

当我们遇到困难不去以积极的心态解决，而是将困难挂在嘴边，怨天尤人，只能将自己折腾的心烦气躁，何必呢？

我们在生活中抱怨的事情，在那些聪明人的眼里只是一笑而过的笑料罢了，不值得深究。因为每个人在生活中都不可避免地遇到自己无法把控的事情，既然无法把控那么就可以原谅自己，就可以不为此而纠结。我们能够做的就是坦然接受一切，并且感谢上天又给你一次磨炼的机会，感谢自己让自己的"肚量"又大了一些。

当一个人不计较个人得失，内心充满了感恩，他就会是一个充满正能量的人，是一个勇往直前、披荆斩棘的英雄。

我不是英雄，但在我内心深处，我觉得应该为身边的人，为社会做点什么！因为他们给予我的东西太多了，让我理所当然地接受，有些受之有愧啊！

金窝银窝不如自己的狗窝，虽然我已经离开家乡很多年了，但家乡永远是我的家乡，是生我养我的地方。每次回到家乡，走在家乡那些坎坷不平、蜿蜒曲折的道路上，我的心里很不是滋味。近些年社会发展迅速，很多人向城市迁移，村子里只留下老弱病残，曾经热闹的村子变得冷冷清清，曾经被踩得光亮的道路，如今长满了杂草，村里连猫狗都快绝迹了。

每年在外回家的人看到越来越贫穷的村子失望了，下一年就不再回家了。即使有回家的，开车也不能进入村子里面，只能停在很远的村口，然后步行进村，如果碰到雨天，走在这些坑坑洼洼的道路上非得弄个浑身上下全是泥巴，下次也不回家了。

我每年回家，看到这个样子，我就很心疼。我觉得我应该为家乡做点什么，至少让那些回乡的人看到村子是在变化，往好的方向在变化，车子也可以直接开到家门口，这样大家不是爱回家了吗？村子不是又热闹了吗？

于是，我自掏腰包为村里修了一条长长的水泥路，从村口直到村子中央，甚至这条路通道了每个人的家门口，乡亲们感动落泪，但我觉得我还做得不够多……

2008年5月12日汶川发生了8级地震，受灾人数达到了4500多万，直接经济损失8451亿元人民币。看到那么多人回家可归，吃穿住行都遇到了困难，我及我们何氏养生的员工都落泪了，虽然在灾区没有我们的之亲，但灾区人民也是我们的同胞啊！灾难发生在他们身上，可是我们内心也很沉痛。于是，我动员我们的全体员工为灾区的兄弟姐妹捐款捐物，不到一周的时间捐款达到了近百万，四五百件衣物运送到灾区。虽然不可能帮助到每个人，但我们已经尽我们最大的努力了。

2010年4月14日，玉树发生了7.1级地震，20多万人无家可归，直接经济损失610亿元人民币。我们的同胞遇到灾难我们不能袖手旁观啊！我和我的全体员工又为玉树的同胞捐款、捐物……

虽然我们知道在巨大的灾难面前，虽然我们的力量小得微不足道，但我们已经尽最大努力了，说明我们还是有小小的价值的，这就足够了。

我们何氏养生还资助了十多位西部贫困学生，他们有的还在上小学，有的正在上初中、高中，也有大学，还有几个已经大学毕业参加工作了，看到他们一步步的成长，我和我们全体员工也感到很欣慰！

我们是做养生的，经常遇到一些病人家庭困难，无经济力量来接受治疗，只能忍受病痛的折磨，我们也不忍心，于是我们成立了救助基金，帮助那些家庭困难的人。

我们还组织了各种各样的公益活动……

我们这样做只想帮助更多的人，让自己的内心更加踏实。因为这些人在冥冥之中帮助过我们，或者我们遇到就是一种缘分，我相信缘分。我应该感谢这种缘分，让我多了一次积德行善的机会。我感恩我身边的每个人，感谢未曾谋面的远方的朋友。感恩你们，让我的内心时刻充满阳光；感恩你们，让我的心胸更加宽广；感恩你们，让我对一切看起来并不美好的事物都有了包容之心……

# /第九章/

# 99%德行＋1%的技术=德行养生

1. 络脉通，让生命每个角落充满活力
2. 巧用经脉通推磁术治疗百病
3. 九窝通，清理人体的下水道
4. 七窍通，清理五脏“窗户”的污渍
5. 正肌术，让你的生命再次绽放
6. 三焦通，解决隐痛的养生之术
7. 360° 人体机能调理法，让生命360° 健康

# 1 络脉通，让生命每个角落充满活力

我们通常说的络脉通技术在古代医著都有解释，比如《灵枢·脉度》：“经脉为里，支而横者为络。”《针经指南》：“络有一十五，有横络三百余，有丝络（浮络）一万八千，有孙络不知其纪。”经脉包括别络、浮络、孙络三类。十五络脉（别络）具有沟通表里经脉之间的联系，统率浮络、孙络，灌渗气血以濡养全身的作用。

对经络稍有了解的朋友都知道经络包括经脉和络脉两部分，其中身体纵横交错的干线称为经脉，由经脉分出，网络全身各个部位的分支称为络脉，络脉无处不在。络脉行于表，经脉行于里，人体的疾病是由表及里的。人体要想无病、防病，第一道防线要牢固。疏通络脉，由此可以起到的作用是抵抗外界致病因素的侵害。

络脉通起源于西汉，因此很多人将这种疗法称之为“汉疗”，相传汉武帝刘彻正是用这种疗法活到了70岁，在当时医疗设备不发达，战乱不断，自然灾害频繁的年代，人们的平均年龄不到30岁，而刘彻活到了70岁，不能不说这是个奇迹，可见络脉通技术的功效。

当时刘彻的保健医师就是后来被他赐为华夏第一女御医的义妁。义妁当时在民间救死扶伤相当有名气了，尤其擅长养生和妇女疑难杂症。

恰在此时，汉武帝的母亲王太后得了重病，宫里的太医们挨个为太后进行治疗，太医使出了浑身劲儿不但不见奇效，反而病情越来越重。

大孝子刘彻着急如热锅上的蚂蚁，让群臣想办法，此刻有大臣建议，所谓牛人出民间，何不到民间寻找可以医治太后病的医生呢？刘彻觉得这个不失为没有办法的好办法，于是赶紧派人在民间寻找医生高明的人。而当时在民间名气很大的义妁被火速召进宫里为王太后医病。

义妁根据中国古老养生学和老子道家哲学思想，创建了一种集养生、保健、预防、康复为一体的疗法。不仅治疗好了王太后多年的病痛，并且为王太后延寿多年。王太后去世之后，刘彻觉得义妁的养生技术高明，便让义妁留在自己的身边照顾自己，在义妁的精心调理之下刘彻延寿多年，刘彻很是感激，于是赐封义妁为华夏第一女御医。

义妁所创建的这种养生疗法很独特，病人不需要赤身裸体便可以进行全方位保健，并且能够达到预期的效果。于是，这种养生技术很快在宫廷皇室成员和后宫嫔妃们广泛开展，男女医官均可实施保健，此技法就能完整保存且不断完善和提高，而愈发兴盛。此技法因汉朝源起，因此得名为“汉疗”。

我们何氏养生在“汉疗”的基础上不断的完善、改造、提升，再根据人体部位及功能作用，研发出64种基本疗法及36种基本脚法，针对人体的五脏六腑及十二条主要络脉和任督二脉进行疏通与按摩，进行健康养生，使人体达到健康长寿的目的，并正式命名为“络脉通”。

其实，络脉通最重要的功效可以用两个字概况：气通。那些经常感觉到浑身乏力，注意力不集中，双腿沉重，失眠多梦，免疫力低下、月经不调、便秘、全身浮肿等症状的人都可以采用络脉通技术进行调理。

我最近帮助调理的赵姐，她今年已经六十多岁了，有家族糖尿病遗传史，在她四十多岁的时候糖尿病已经很严重了，而且有些尿蛋白，屋漏偏逢连夜雨，此时，她的“三高”持续上升，浑身是病，将她折磨的整个精神状态很差，每天总是感觉到浑身无力，昏昏沉沉，总感觉有睡不完的觉，最初，她还以为自己晚上睡觉太迟了所导致。于是，每天七八点就睡觉，早晨咬着牙坚持睡觉到九点十点，她以为这样就可以改变自己的病症。可是让她没有想到的是，无论她睡多早起床多晚照样浑身无力，照样昏昏沉沉，照样想睡觉，如此反复，她整个人都处在崩溃边缘。

后来经过朋友的介绍，她直接找到我，想试试看如果有效果就在我这里进行调理，没有效果就想其他的办法，其实她也不知道其他的办法是什么办法，这些年能够试过的办法她几乎全部试过了，结果都是一样的。

我对她的身体做了全面的检查分析，觉得适合络脉通对她来说是最有效果的。于是，我先让赵姐体验了一次，王姐感觉还是有效果的，整个身体都感觉到轻松了，以前感觉自己的身体不属于自己似的。于是，她决定在我这里进行调理。

我给她连续做了十天，神奇的事情发生了，赵姐整个人的精神面貌都发生了变化，第一次见到她的时候，她哭丧着脸，整个人垂头丧气。我调理之后，赵姐脸色有了光泽，腰也挺直了，白天不在睡觉，晚上睡得很踏实。

当我给赵姐调理到四个月之后，赵姐去医院体检，发现尿蛋白被克制住了，她兴奋地在医院里直接打电话告诉我，她觉得是何氏给了她再一次生活的勇气。从我内心而言，我能够帮助每一个患者都是我最开心的事情，是何氏养生馆的使命，更是我的责任。

# 2 巧用经脉通推磁术治疗百病

我们都知道地球是个大磁场，与人体的小磁场产生和谐共振。磁力线具有穿透作用，它穿透人体到达组织间液、血液、淋巴液当中，磁力线的共振能够逐步击碎血管上的沉淀物，这些沉淀物会随着血液循环逐步排出，使血管逐步通畅，从而进一步逐渐恢复原来的弹性，改善血液循环，降低血压。

科学研究证明，地球磁场是人体生命的原动力，地球自身的运动变化导致磁场强度的自然衰退，钢筋混凝土建筑剧增，高压电网纵横交错，现代化电器的增加，汽车等交通工具增多，人为地对地磁场、磁力线的穿透力造成干扰破坏称为“自我干扰”，进而破坏了人体生物磁场的平衡，据调查，因此而引起的各种疾病困扰着约80%的现代人。

磁场对中枢神经的机能有抑制作用，能够提高痛阈，具有镇痛作用，能够缓解肌肉痉挛，磁场对生物物理和化学方面有影响作用，改善血液循环和促进新陈代谢。在磁场的作用下，可增加细胞膜的通透性，改善微循环，促进局部血液循环。《本草纲目》中记载磁疗散风寒、强骨气、通关节、消肿痈，调节阴阳、活血化瘀、疏通经络、镇静止痛、提高免疫力、改善循环、促进代谢、消炎杀菌之功效，经过几千年的医学发展，近年来国内外医学专家对磁疗有了更深的认识，不仅应用磁场治疗疾病，而且应用磁场作为一种保健养生手段，推磁养生便应运而生。

我们何氏养生经脉通推磁术，是利用人造磁场施加于人体全身经络、穴位和疾病部位的一项古老又科学的组合疗法，是利用一种特制的多功能强磁工具与中医循经疗法相结合的高效组合疗法。

此项疗法的主要目的是，打通人体十四条主要经络和奇经八脉、行气化结、活血化瘀、调节脏腑平衡、扩张毛细血管、促进血液循环、加强气血的流通、增强新陈代谢、排出血液内杂质，充分送达营养，增强免疫力，激活和增强人体各个系统及脏腑的功能，调动人体内气达到治疗不同的痹症，恢复疲劳，稳定自律神经、安定精神、减缓衰老、延年益寿，是男性、女性更年期平稳度过的最佳选择，是亚健康群体的福音。

经络通始于北宋时期，当时金兵向南一路追杀，企图消灭掉北宋朝廷，宋高宗赵构不得招架，只好带着吴皇后一路向南逃窜，一路可谓遇到了层层艰难险阻，死里逃生，赵构与吴皇后早就失去了生育能力，再加上路途劳顿，十二经脉与任督二脉都受到了严重的创伤。但是，谁也不想那么早的死掉，赵构也是如此。他让当时身边与他一起逃亡的御医何彦猷兄弟为自己调理身体，以求健康长寿。于是，何彦猷就定制了一套经络疏通和理疗的方法，经过众御医不断完善和改进后，这就是传承下来的宫廷养生绝技——经脉通。

正是这套经脉通养生技术，让赵构虽然身处战乱之中，但依然保持完美的身体素质，使得他能够顺利活到81岁，是中国历史上少有的长寿帝王之一，吴皇后也使用经脉通养生，享年83岁。

可惜的是到了后来，秦桧等诬陷岳飞，使得岳飞锒铛入狱，何彦猷非常气愤极力替岳飞辩解无罪，不同意进行如此严酷的刑罚。可是依然未能保得住岳飞，岳飞被处死后，何彦猷、何柟即立刻遭到秦桧一党罢黜。何彦猷兄弟只好来到今天江苏镇江辖区为老百姓看病卫生，其后代也出现了许多著名的医生，世世代代传承着宫廷经脉通养生的技术，经久不衰……

我的何氏养生馆的养生技术之一正是传承了何彦猷所创建的宫庭养生绝技——经脉通。

经脉通的主要功能就是血通，主要针对头晕头痛、腰酸背痛、心慌气短、肝火旺、肌肉轻度疼痛、手脚冰凉、中度肥胖、经脉不通、脾胃运化功能减退、胸痛、胃部不适等症状，有很好的治愈效果。

那么哪些人群最容易得这种病呢？如：长期工作压力大的人群、脾气暴躁的人群、饮食不规律的人群、作息不规律的人群、慢性病群体、新陈代谢差的人群、血液循环差的人群、少言懒语、有气无力人群、高血脂人群等人群。

如果你是此类人群，也有以上的症状反应，最好采用我们何氏养生的经脉通技术进行调理，肯定能够收到奇效。

我调理过很多客户，效果都不错。

我记得我们的客户张姐在我们何氏养生馆做络脉通调理，她的老公张先生平时很忙，刚开始以为自己的爱人只是来到何氏养生馆放松休闲一下而已，后来亲眼看到爱人的身体有了翻天覆地的变化，精神焕发，皮肤也有了光泽，仿佛整个人都年轻了十岁。周姐的这个变化让张先生从来没有想到还有这样的回春技术，于是也跟着自己的媳妇来到何氏养生体验。张先生首先体验的经脉通头颈、肩背的左侧，由于张先生的枕骨穴严重淤堵，肩膀僵硬，头部双侧肝胆经因睡眠不足青经暴起，平常很是难受。

在我帮其操作的过程中我能够明显感觉到张先生放松了很多，肩颈没有那么发沉发紧了。在操作完以后张先生坐起来感觉做过的地方真的轻松了很多，很满意。

由于第一次体验张先生就感受了明显的效果立马预约三天之后再来做右侧的经脉通。

在我们帮助张先生调理的过程中，张先生觉得自己的睡眠改善了很多，头晕也好了很多，也特别感谢张先生的信任和坚持，每周约定好的时间里张先生都能够按时到达，让我来做经脉通调理项目，两周之后张先生说自己瘦了七斤，之后他去体检的时候医生竟然说脂肪肝减轻了些。张先生说能够有这样的效果，他这辈子都没有想到过，竟然在何氏养生馆给实现了，特别兴奋，由于张先生效果明显，他也推荐了自己几个朋友过来，我相信他们在这里都能够得到自己想要的结果。

我要在这里强调一下，我们经常所说的经脉是由经脉和络脉组成的，而络脉它是行于表的，我们的经脉是行于里的。如果我们人身体上的络脉没有打通，络脉的问题也很难以找到，所以，我们要想拥有健康的身体，就必须先调理络脉。

经络是人体运行全身气血，联络脏腑，沟通上下内外的通道。生命存在，经络就存在，生命终结，人无气血了，经络也就消失了，经络是中医的灵魂，它内连脏腑，外连四肢。有了经络，人是一个有机整体；没有经络，人就是一堆零部件的简单组合，所以古人云："经络不通百病生，通则不痛，痛则不通，经络畅通健康一生。"

现代人由于工作劳累，生活压力，再加上平时缺少锻炼，让我们的身体时刻处在一个亚健康的的状态，比如经常不运动，工作、学习压力大，造成身体亚健康症状，这种亚健康的疾病，它在医院是检测不出来的，如果长期这样下去，身体就会从亚健康发展成疾病。

# 3 九窝通，清理人体的下水道

人体的九窝主要指的是两个肘窝、腋窝、腘窝、髀窝和一个心窝（三焦窝）。九窝不仅是神经、血管等的集中区，也与人体的免疫系统，循环系统有很大的关系，还可以杀灭细菌。古书《灵枢·邪客》记载：“肺心有邪，其气留于两肘；肝有邪，其气留于两腋；脾有邪，其气留于两髀；肾有邪，其气留于两腘。”后又经前人的临床经验得以补充：“三焦有邪，其气留于心窝，又称三焦窝。”张介宾《类经》注说：“凡病邪久留不移者，必于四肢八溪之间有所结聚，故当于节之会处索结而推之。”由此可见九窝对人体的重要性，如果九窝不畅通了，有一个比较贴切的比喻，相当于下水道堵塞了，必然造成对人体毁灭性的打击，所以，我们应该随时清理我们人体的“下水道”，时刻保持通畅才能保证身体的健康。

当元朝经过浴血拼杀建立自己王朝之后，他们的皇宫贵族、大臣官员等都不需要再四处征战了，但他们的饮食习惯依然没有变化，长期食用肥甘厚味的食物，而这样饮食的习惯最终导致他们九窝处堵塞，进而引发疾病的发生。

于是，忽必烈请来名医何氏第五世医何处恭来帮助这些皇宫贵族们治疗九窝病，何处恭根据每个人的体质创立了九窝淋巴通等宫廷养生技术，专供元朝元朝宫廷人士养生。结果效果很好，治愈了很多人的疾病。忽必烈特别高兴，决定给何处恭封官加爵，但是何处恭拒绝了，他觉得自己是一个医生治病救人是自己的使命和责任，与地位没有关系。

在何处恭的建议之下，忽必烈对饮食卫生尤为重视，他“食饮必稽于本草”，设置有执掌饮膳的太医四人，负责宫廷的补养调护之术，他配以何氏世医何处恭的九窝淋巴排毒养生，正是在这种正确的养生之下，忽必略活了80岁，是元朝皇帝中最长寿的。

我在这里很有必要将九窝在人体的位置及其重要性再详细说明一下。为什么要详细说呢？一方面提醒大家知道自己九窝所处的位置；另一方面我们通过自己的身体症状反应，知道是身体哪个部位出现了问题；最后，大家经常说自己是自己最好的医生，有些病为了预防，我们随时可以通过按摩、推拿等手法对自身不舒服的地方进行自我治疗。

我们知道九窝是人体神经、血管、淋巴结聚集的地方，与人体的免疫系统、循环系统、神经系统、呼吸及消化系统有密切的关系，是杀灭肿瘤细胞、癌细胞、细菌、病毒、寄生虫的第一站，也是过滤脂肪颗粒的第一站。

肘窝的位置古医史认为在心肺之邪留于两肘，肘窝部位。如果肘窝堵塞一般出现的病症：心律失常、心慌、失眠、胸闷、气喘、上感、支气管炎、呼吸困难、长叹气、慢性咽炎、肺癌、乳腺癌、淋巴癌、脑癌、心肌炎、肺炎、支原体肺炎、牛皮癣、神经性皮炎、皮肤粗糙、便秘、水肿等。

腋窝，俗称胳肢窝，具体位置大家都知道我就不再啰唆了。这个位置堵塞的时候，我们一般会引发什么样的病症呢？比如：肝炎、乙肝、脂肪肝、肝硬化、肝癌、肺癌、乳腺癌、胆囊炎、胆囊癌、胆结石、偏头痛、脑中风、高血压、高血脂、抑郁、眼干、口苦、颈椎病、贫血等。一旦这个部位出现问题，不仅要进行自我按摩，还需要保持这个部位的干净，还需要保持这个部位的通风，尤其穿衣服的时候不要过紧。

髀窝就是大腿内侧与小腹交接处的腹股沟部位。当髀窝堵塞的时候，会引发如：慢性胃炎、十二指肠溃疡、胃溃疡、胃癌、腹泻、腹胀、肥胖、眼袋、眼睑下垂、肌无力、黄褐斑、妇科问题和男科问题等症状。当你出现这些症状的时候有可能是髀窝出现问题了，需要要进行专业的体检或者调理，千万不要迷信偏方，否则贻误治疗。

腘窝的位置为膝后区的菱形凹陷区。当腘窝堵塞的时候，引发的症状有：慢性腰腿痛、易感冒、乏力、水肿、泌尿系感染、慢性肾炎、尿毒症、骨质疏松、骨质增生、性欲下降、前列腺肥大、衰老加快、黄褐斑、皮肤黑、眼圈黑、失眠、贫血、脱发、糖尿病、高血压等症状。严重者最好去医院接受治疗，不要总认为自己是不小心扭伤了过几天就好了，拖延的时间越久对治疗危险的系数就越大。

三焦窝（心窝）位于腹腔上胸骨下的凹陷处，距心脏很近，正中上去一寸许。心窝堵塞的时候就会出现：胸部疼痛、腹部疼痛、心悸、心烦、心痛、呼吸困难、咳嗽、虚胖、消瘦、呃逆、乳腺炎、缺乳症、咳喘病、冠心病、急性心肌堵塞、哮喘、产后缺乳等症状。

现在，我们知道了九窝的具体位置与反应的症状，在日常生活中，尤其是上了年纪的老人，根据这些症状反应，随时就可以判断是自己身体的哪个部位出现了问题，轻则需要到专业的养生馆进行调理，就可以恢复健康，重则需要到医院接受治疗。千万不要抱着侥幸的心理，直到严重再接受调理。

北京雾霾的严重程度相信大家都看到了，很多人身体也有不同程度的反应，有的人嗓子疼，有的人牙龈肿，有的人扁桃体发炎。

我有一个顾客王姐，症状是腘窝痒，奇痒无比，痒痒得手足无措，唯一的办法就是挠，不停地挠，结果腘窝都被挠破了。当她找到我之后，我看了她的症状分析出是腘窝淋巴排毒不畅，毒素堆积造成的！建议接受何氏养生6+1技术中的九窝通。王姐看到我这里还有这个方法很高兴，立即让我给她治疗。

在接受九窝通治疗之后，第一个晚上就不那么痒了。王姐打电话告诉我这个消息，询问还需要治疗吗？我给她的建议是最好做一个疗程的，这样才有可能痊愈。王姐在接受了第二次、第三次调理之后彻底治愈了痒。

后来，王姐又给我介绍来了另外一个客户李姐，李姐40多岁，身体免疫力差，极度疲劳，自己还特别想塑形！我根据李姐的身体状况推荐了九窝淋巴通，刚开始做的时候发现腋窝特别淤堵，并且有一个鼓得大鸡蛋似的包呢！一碰都疼，通过调理了一段时间，意外地发现那个鼓包松软了很多，也不疼了！

李姐特别兴奋地告诉我，我的腋窝出汗了，我的腋窝终于出汗了。以前从来没有这种感觉，太好啦！谢谢你们的九窝通这个项目！这些年特别羡慕那些能出汗的人，现在我也可以了！

我能够理解李姐的痛苦与兴奋，出汗是每个人身体最基本的功能，但是李姐却连出汗的权利也没有，可以想象这其中的痛苦。但是，在我的调理之下，李姐好了，她与正常人一样了，我也替她开心。能为顾客解决问题是多么自豪的一件事啊！人体的下水道得定时定期地清扫，九窝通是您预防慢性病的最佳选择！

其实，由于人我们平时生活习惯，如久坐不动，作息不规律，饮食不规律等劣习，最容易在九窝处堵塞，引起各类慢性疾病的发生，最常见的症状就是淋巴窝处颜色发暗，有硬块，甚至窝处已经凸出，我经常见到这样的客户，可是有些人对这些症状不以为然，认为也没什么感觉，也没什么影响，但是大家都不懂淋巴问题早期是没有任何感觉的，当等有感觉的时候已经到了晚期。

去年在一位女士在做身体其他部位调理的时候，发现她的淋巴窝处堵的非常严重，已经凸出了，我建议她要进行及时调理，但她却不以为然，认为没有多大关系，影响不到什么，但是别忘了，人体的排毒口堵了，能跟自己没关系吗？

结果在2015年年底，她被发现得了甲亢，医院决定做手术，这才意识到身体淋巴排毒窝的重要性，这会她主动跟我咨询九窝通项目。后来接受我的调理，一直在坚持，现在明显看到淋巴窝处的硬块小了很多，颜色也淡了很多，这次的经历，让她对我们更信任了，也常带朋友过来做调理，让身边的人得到健康。

所谓“术业有专攻”，做厨子的有自己的拿手好菜，做木匠的有自己的两把刷子，做我们养生的也有自己的专业技术，关键是病人自己要开悟，不要将我们的建议理解成为别有目的，当自己真正知道的时候后悔晚已！

## 4 七窍通，清理五脏“窗户”的污渍

当我提到七窍的时候，很多人都明白那就是指眼二、耳二、鼻孔二、口，对，没有错。说到这里我不由得想到了一个相声，应该是四个人分别代表耳、鼻、眼、嘴，互相争“老大”，谁重要谁就是“老大”，以后其他的部位就听“老大”指挥，争论了半天谁都没有办法成为“老大”，因为每个部位都很重要，离开了某一个部位，其他部位就没有办法正常生活。可见七窍对人体的重要性。

五脏的精气分别通达于七窍，五脏有病，往往从七窍的变化中反映

出来。《灵枢·脉度》："五脏常内阅于上七窍也。故肺气通于鼻，肺和则鼻能知臭香矣；心气通于舌，心和则舌能知五味矣；肝气通于目，肝和则目能辨五色矣；脾气通于口，脾和则口能知五谷矣；肾气通于耳，肾和则耳能闻五音矣。五脏不和，则七窍不通。"

据传，武则天就是由于很注重七窍通养生术才使得自己不仅面容俊俏，而且身体健康地活了82岁，成为历史上寿命最长的女皇帝。武则天的保健师就是叶法善，此人精通医术，尤其是七窍通养生术，而且为包括武则天在内的唐高宗、中宗、睿宗四代皇帝调理身体。由于叶法善对皇室的功劳巨大，被拜为鸿胪卿，后又封越国公，但叶法善不为所动，仍愿为道士。叶法善在为皇室通过七窍通调理的同时，也在为自己的身体进行调理，让自己的身体时刻健康，最后他去世时104岁，不能不说七窍通的作用巨大。

所以，我们在日常生活中一定要调整好七窍，让其随时随刻畅通，它不仅是面部的重要部位，更是五脏六腑的"窗户"，如果"窗户"塞住，内脏无法呼吸必然让人窒息。

七窍通的主要功能是：通七窍、通经络、通气血、通淋巴。那些出现：面部结节、气包、头晕、耳鸣、眼部不适、眼干眼涩眼疲劳、面部晦暗无光泽、面部轮廓不清晰、皮肤敏感、轻度鼻炎、口唇暗淡发紫、毛孔粗大、面部浮肿、暗疮、色斑、皮肤松弛、甲状腺轻度结节等症状的人，此刻，我不建议采取"头痛医头脚痛医脚"的方法，而是通过这些症状找到真正的病源，采取正确的调理方法，达到事半功倍的效果。

切记：

肺气通于鼻；

心气通于舌；

肝气通于目；

脾气通于口；

肾气通于耳。

闫姐是我们多年的会员，由于身体天生体弱，气血不足，在我们何氏养生馆做身体调理，收到的效果非常好。

有一天，我们在聊天的过程中无意间聊到了淋巴肿大不光排毒不好影响面色，还会影响整个人，会使整个人显老。

闫姐说自己的耳侧肿大，偶尔会觉得胀痛，需要做一下排毒。我给闫姐进行了一下检查发现果真如闫姐所说，于是我给她做了七窍通。由于七窍连五脏，如果不管它，长期下去就会影响身体健康，七窍就是身体的排风口，如果堵了，或是有问题了，肯定会带来麻烦！耳朵出现问题就有可能是肾气不通所导致，于是，我一边从耳朵边给闫姐排毒，一边进行肾气的调理。

当第二次调理完毕的时候，闫姐明显感觉耳侧不那么沉重了，这是因为肿胀已经消退了。闫姐说她感觉到整个脑袋都轻了好多，看东西的时候眼睛也不那么累了。

受益的不仅有闫姐，还有李姐。李姐也是我们何氏的老会员，之前一直做身体其他部位的调理，但关于面部很少去做调理。有一段时间李姐觉得自己的耳朵很不舒服，希望我能够帮助调理一下。然后我给李姐推荐了何氏养生七窍通。耳通七窍，肾开窍于耳，肝胆开窍目，肺开窍于鼻，心开窍于口，面部经络反映出五脏六腑的问题所在。

李姐抱着试试的态度，通过何氏养生七窍通的特色专业手法，配合红墙秘方药油对七窍进行疏通，同时疏通到上焦的四条淋巴以及手臂上的经络，做完后李姐觉得耳侧没有之前那么难受了，腰部有一股热流，躺着也不觉得累，而且面部特别轻松，她说你们家的项目太神奇了，七窍疲劳缓解，让我们这些顾客都受益了。

七窍通是我们何氏养生技术6+1最核心的技术之一，这个项目是做面部排毒、通七窍、通气血、通淋巴，因为我们面部都是需要排毒的，如果脸部的毒素堆积得多了我们两侧的美人线不但看不到，而且毒素会导致我们的下巴会多出好多的肉，显得我们的脸部非常肥胖，很多人把这种症状以为是正常的胖，或是吃胖的，其实都是一些我们不知道无形的毒素堆积成这样的，脸部不但没有美人线，而且还会下垂。

最近我接待的一个客户，她之前颈侧淋巴做过手术，而且做手术后的地方特别的硬，偶尔发痛，还带动整个头部发痛。刚来我们何氏咨询的时候，我给她的建议是做一下七窍通，但是这个客户比较任性非得做头部调理便可，于是我们给她做了头部调理，后来发现真正的原因还是出现在颈侧淋巴这里。进一步询问才得知，她上班劳累，再加上长期一个姿势导致气血淤堵，形成亚健康症状。在我们的强烈建议之下，她最终同意了我的建议。采用何氏养生的七窍通技术进行调理，经过一星期一次的调理，她的颈侧淋巴线明显软了很多，小了很多，头也不痛了，而且她的面部气色也非常不错。

我们何氏养生七窍通就是在您得到健康的同时更加美丽，愿我们何氏养生让您拥有健康的身体、美丽的容颜。

## 5 正肌术，让你的生命再次绽放

正肌术又称正肌松结术，松开肌肉内部的结节，通过手法对结节进行疏通疏散，通过淋巴、皮肤、经络代谢出去，使人体达到自我修复的效果。

在我们的日常生活中，我们认为人主要是由骨和肉组成的，骨肉相连，也就是说在结构上紧密相连，在功能上相互协调、相互为用，病理上相互影响。

“骨”的一切变化，都和“肉”紧密关联，而“骨”和“肉”在人体的位置、功能、营养供给、协调作用诸方面，又远较其他脏器密切。

《内经·经脉》：“骨为干，脉为营，筋为刚，肉为墙”，这就是说骨骼是身体的主干，血脉的濡养，可以保证营养物质供给，筋性刚劲而坚韧，有约束骨骼的功能，肌肉对筋骨和内脏还有保护作用。《素问·痿论》：“宗筋主束骨而利机关也”，说明筋还有统属关节活动的作用。如果脉、筋、肉，也就是我们所言的广义的“肉”恢复了正常生理功能，“骨”的问题也就迎刃而解了。

无论是骨病还是骨伤的疼痛和不适，都能够得到解决。“治”为“正”、“肉”为“肌”，“治骨先治肉”即“正骨先正肌”，这就是何氏养生传人何书田、何鸿舫父子创立何氏正肌术的依据。

相传何氏养生正肌术是慈禧的御用养生术。慈禧有其文功武治的一面，但她作为女人，爱美和养生更是做到了极致，所以在战火纷飞、内忧外困下还能享有74岁的高寿。御医何书田、何鸿舫父子整理了近两千年宫庭养生术，研发了一套宫庭绝密养生技术——正肌术，仅供慈禧太后养生，秘而不传，禁止史载。

慈禧在战火纷飞、内忧外困下，精神上备受折磨，全身肌肉、关节等因多次惊惧和焦虑，引发了诸多病痛。当时御医趋于保守而束手无策，根本无法为其解脱病痛。何氏世医何书田、何鸿舫父子从病因出发，大胆实施正肌松解术。慈禧太后试后，摆脱了多年的病痛，对正肌松解术赞不绝口，还笑称“正肌术真是不打不相识”。

正肌术的主要功能就是筋通。它对头晕头痛、偏头痛、后脑痛、颈椎病、肩周炎、腰疼、腿疼、局部肌肉僵硬、肌肉结节、肌肉条索、无名疼痛、局部麻木、手臂麻木、骨性关节炎、鼠标病、网球肘、痛经轻度的男科、妇科等病症都有非常好的疗效。

我曾经帮助很多朋友采用正肌术对身体进行调理，收到了良好的效果，其中有位朋友给我写了封感谢信，也许能够从中看到她的过去及调理好之后的明显效果：

我是一名普通的科技工作者，患糖尿病已经八年了。在八年中，我被这种由西医判了无期徒刑的病魔所缠绕，到处求医问药、苦不堪言。为了稳定血糖，防止并发症，先后服用了二甲双胍、美迪康、糖适平、拜糖平、格列美脲等多种降糖药品，效果一直不理想，于是就采取增加药量的办法进行控制。每日药量增加到了格列美脲3mg，二甲双胍0.375g的水平，血糖仍然达不到正常指标。空腹血糖经常在7.0mmol/L以上，餐后两小时血糖经常在10mmol/L左右。长期大量服药带来的毒副作用已经损伤了肾脏，尿蛋白严重超标，给身体和精神造成了很大的伤害。

一次偶然的机会，我聆听了何氏养生何教授有关“正肌术”的讲座，对这种古老而又神奇的纯自然疗法产生了浓厚的兴趣，尽管将信将疑，抱着试一试的想法加入了被治疗的行列。

治疗初期，何教授为我制订了“正肌术”治疗为主，辅助“刷毒”和“减肥”综合治疗的方案，在实施“正肌术”治疗的同时，边“刷毒”边“减肥”，逐渐排除体内积存的毒素和部分多余脂肪。通过对导致身体产生糖尿病影响的各部分脏器和相关经络部位肌肉中产生的结节施行“正肌术”，由浅至深，逐步松解开，有效地改善了身体的血液循环，增强了疾病部位的营养，促进了身体有疾病的组织及器官自我修复的能力。经过四个月左右的连续治疗，我的血糖指标逐渐稳中有降，有了好的转机。奇迹出现了，2010年12月17日是我终身难忘的日子，就在这天，早饭时我照例服用了1mg格列美脲，0.125g二甲双胍，餐后两小时的血糖居然降到了3.5mmol/L，似乎有低血糖的感觉。当时，我既兴奋又紧张，第一反应是“正肌术”治疗成功了。自从那天以后我就停止了服用降糖药，天天检测血糖指标。近一个月以来血糖一直维持在正常指标；空腹小于6.5mmol/L，餐后小于7.6mmol/L。我简直不敢相信这个事实：西医认为“糖尿病不可能治愈，必须终生服药”的断言被打破了。

我和我的家人非常感慨中华传统医学的神奇：非常敬佩何教授积多年从医之经验，弘扬祖国传统医学之精髓，创立了“正肌术”等治疗方法，为广大患者带来了福音 ；也非常佩服何教授具有远见和胆识，把“正肌术”等治疗方法列为公司的服务项目，让更多的患者和处于亚健康的朋友从中受益。目前，我仍在继续接受治疗，巩固成果，逐步恢复和增强肝肾及免疫系统的功能，走上自主健康之路。在此一并感谢各位老师以及何氏健康美业的天使们，为了我们的健康，你们付出了许多的辛劳！

通过读这封信，让我感到的是满满地温暖和激动，感谢她对何氏的信任，同时我希望她能够永远的健康。客户的健康是我最大的幸福。

在我们这里调理感觉到效果的人，很多将自己的亲人和朋友也介绍过来，就像他们说的在这里花这点钱比在医院少太多了，而且还能够明显的看到效果，让人心里很踏实。

2015年的一天一位自称姓崔的先生带着自己的老父亲敲开了我们何氏养生馆的门。一见面我才知道崔先生就是我多年前的老客户了，当年他在我这里调理好身体之后就出国了，所以很少见面，没有想到多年之后我们又见面了。

崔先生告诉我，他老父亲由于颈椎痛，就去了北医三院拍片治疗，医生说了，现在这种情况还不能手术，只能理疗，听完医生的分析和建议，崔先生突然想起了何氏养生，在当天下午就带着老父亲过来了。

于是，我为崔先生的父亲做了一个全面的检查，发现崔先生的父亲他身体情况比较复杂，于是，我决定亲自进行调理。

崔先生的父亲颈椎有问题，那么先从颈椎进行治疗，由于脖子已经不能转动了！于是，我就决定采用何氏正肌术进行调理，在实际操作的过程中，当时崔老爷子就感觉自己颈椎一阵阵发热，头脑突然开阔清醒了，眼睛也亮了很多。

可见，身体还是要经常通一通，要把多年形成的结节打开，通过我们的沟通和配合，先做了一个疗程的方案，每周定期进行开结调理。没有想到在我们制订的计划之前崔老爷子就感觉到自己的脖子达到了正常的状态。

他很兴奋地说："你们那手都是神手，现在我的颈椎和上身已经恢复了年轻态，精神抖擞，我偶尔还能去打打篮球呢！"崔先生称赞我们说："你们的正肌术太棒了！现在是多么好的时代，养好身体比什么都幸福！"

崔先生看到父亲身体恢复了健康，也很兴奋："年轻人们，为了自己的身体，为了更好地享受生活，哪里如果有不舒服，就想想何氏养生，它能够帮到您，帮您解决身体的不适"！

听到父子俩的表扬，我心里比蜜甜，客户的表扬就是送给我们最好的奖章！我会带着我们的团队更加努力的，让每一个客户都能够拥有健康的身体，能快乐地生活！

# 6 三焦通，解决隐痛的养生之术

三焦，其实是六腑之一，位于躯体和脏腑之间的空腔，包含胸腔和腹腔，人体的其他脏腑器官均在其中，三焦分为上焦、中焦、下焦，即将躯干划分为三个部位，横膈以上内脏器官为上焦，包括心、肺；横膈以下至脐内脏器官为中焦，包括脾、胃、肝、胆等内脏；脐以下内脏器官为下焦，包括肾、大肠、小肠、膀胱及下焦内分泌。

三焦的主要功能就是通行元气、水谷和水液的功能，功能的发挥是以一定的形质为基础的，但此形质并非是一个具体的确定的脏器组织，而是对一些脏器组织及其功能的概括。

《灵枢·营卫生会篇》指出“上焦如雾”——主要指心肺的输布作用；“中焦如沤”——主要指脾胃的消化转输作用；“下焦如渎”——指肾与膀胱的排尿作用，并包括肠道的排便作用。

这些功能实际就是体内脏腑气化功能的综合，故三焦的功能，概括而言是受纳水谷，消化饮食，化生气血精微物质，输送营养，排泄废料。三焦的“焦”字，有“热”的含义，这种热来源于命门之火，是通周气化的作用来体现的。

一般人出现以下症状的时候，可能就是三焦出现问题了。如：上焦火旺、中焦运化差、下焦湿寒、内分泌紊乱、月经不调、胸肋胀满、食欲不振、气虚血虚、身重倦怠、神识昏蒙、身体浮肿、口渴不思饮、口干舌燥、咽痒咽干、上身臃肿等。

一般什么样的人群最容易三焦出现问题呢？如：爱发脾气人群、体弱多病人群、臀部发凉人群、手脚冰凉人群、皮肤干燥人群、吸收代谢慢人群、内分泌失调人群、上焦湿热人群、中焦运化差人群、下焦失调人群、末梢循环不畅人群、怕疼、怕痛群体、美体塑形人群。

当你属于以上人群，而且有以上症状的时候你三焦出现问题的概率很大，建议赶紧到专业的养生机构进行调理，让自己的身体保持健康状态，这样你的生活才能充满快乐！

我们生活中可能最多的一个动作就是坐，但是“坐”是许多疾病的罪魁祸首，是导致人体亚健康的最主要因素之一，我们上学的时候天天坐，上班还要坐，也是没有办法的事啊！

前几天，我接待了一位顾客，她就是想减肥，她的整体身材真的很不协调，一看就是身体中焦不通引起的三焦不协调，在跟她沟通中，了解到她平时习惯就是很典型的长期的伏案久坐不爱运动的人，中焦严重不通，已经引起三焦不协调，出现下焦寒、上焦热的问题。

在我的建议下，她没有做单一的减肥，而是从调理身体的角度出发，做了我们何氏养生三焦通，做整体的调理，在做了一段时间，在身体明显感觉轻松的情况下，围度也有了明显的改善，所以身材走形的问题，不单单只是减肥的问题，而是要找到问题的根，从根本上解决，才会有想要的效果，也建议更多的久坐人士，既然摆脱不了坐的情况，那就牢记以下原则：

1.不能持续坐，要每隔一段时间站起来走两步，就算不站起来，也要伸伸懒腰，做做深呼吸动作，这样更利于健康。

2.勿翘脚，翘脚是许多人坐着时候的下意识举动，虽然能够让肌肉得到放松，但是并不健康，由于重量会过度分配到一条腿，造成脊椎弯曲。

张姐也是我亲自调理的客户之一，她今年42岁了，由于每天工忙很忙身体很累，平时经常加班，晚上回家还得带孩子，睡觉质量比较差，每次当我看到张姐的时候总感觉到她特别累的样子，身体特别疲惫，精神状态比较差，后来我给张姐设计了何氏养生三焦通调理方案，张姐每次在操作时都在享受中睡着了，做完后张姐感觉身体特别轻松！

何氏养生三焦通包括下焦内分泌、下焦排毒、中焦运化和上焦清净，其中下焦内分泌具有通行元气、水谷和水液的功能，功能的发挥是以一定的为基础的，而形质是对一些脏器组织及其功能的概括！

下焦内分泌整个代谢系统认为三焦气化是物质代谢的四个阶段，第一阶段是指人体从外界摄取食物，在体内进行腐熟、消化并吸收；第二阶段是被吸收的精微物质，化为精、气、血、津液，在体内运输、被利用及相互转化；第三阶段是机体将利用后的浊气、浊液等糟粕排出体外；第四阶段是下焦内分泌负责将精、气、血、津液等利用和转化成生育后代的精微物质。

由于现在张姐的生活习惯及工作压力大，经常长时间保持一个姿势坐着不动，导致中焦运化代谢慢，腰酸背疼下肢循环代谢慢，所以要养成定期过来做三焦通养生的好处！脾主运化并主四肢肌肉，胃主受纳，脾胃受邪，症见身热，有汗不解，午后热盛，胸脘痞闷，恶心欲吐，身重肢倦，苔腻，脉濡等。因患者体质有异，湿与热相合轻重有别。素体阳虚、湿邪偏盛者，多表现为湿重于热；素体阳盛、热邪偏胜者，多表现为热重于湿；也有湿郁热蒸、湿热并重之证。

张姐在我的调理之下，整个人都精神了好多，再也不像以前那样昏昏沉沉的了，晚上该睡觉的时候能够准时睡觉，白天很精神，工作中也越来越出色，很快升为部门主任，她对未来充满了希望，她一直说是何氏养生给了她第二次生命，听得我更加自信，我觉得我没有选错行业，客户选择我也是客户最明智的选择。

## 7 360° 人体机能调理法，让生命360° 健康

我所说的“360° 人体机能调理法”是全方位全面激发、调节、唤醒人体自己的自愈功能，利用了人体自身的抗病、修复功能以防治疾病，可以在一定程度上增强体质、增进内脏器官的机能、加强抗病防御机能、预防疾病的作用，从而达到益寿延年的目的……

360° 人体机能调理法，具有防治疾病范围极广的特点，开创了防病和健体强身的新途径，必将为人类做出无可估量的贡献。

360° 人体机能调理法，最主要的功效就是阴阳平衡、扶正祛邪。

一般针对的人群有：严重风湿、类风湿性关节炎人群、久治不愈的不明疼痛人群、严重的颈椎病人群、严重的肩周炎人群、严重的各种腰痛人群、严重的腿痛人群、抵抗力下降、免疫力低下人群、长期严重头痛、偏头痛、三叉神经痛等人群、月子病人群、不孕不育人群、妇科、男科人群、严重的男女更年期综合征人群、易敏人群等群体。

这些人群一般会出现什么样的症状呢？如：脊柱侧弯、驼背、长期无名疼痛、身体机能严重减退、晨僵、严重的颈椎病、产后后遗症、严重的肩周炎、严重的腰疼、严重的腿疼、严重的男科妇科、严重痛经、长期月经没规律、各种头痛、严重五脏失调等。

我们经常说身体是革命的本钱，但是又有多少人为了生存，为让自

己和家人过得更好，为了自己的目标，不停地透支自己的身体，我们会经常从这些人嘴里听到“我忙，我没时间，我真的抽不出空”，可能真正能让他们抽出时间的是，身体到不能透支的时候，身体真正的扛不住了的时候。

我以前有位顾客，很早之前在我们何氏养生办了一个护理的疗程，有空就来放松一下，但每次隔的时间都会很长，看她好久不来，我也会定期提醒她过来调理，但是她每次都以忙或出差的理由不来，这样的情况维持了两年。

我记得很清楚，有一年夏天的一个中午，她没有提前预约来何氏养生馆了，她那天没有做护理，就跟我坐着聊了一小时。她告诉我，她现在的身体非常糟糕，需要好好调理，对她的身体状况有没有好的方案，时间不用考虑，因为她已经不上班了，专门休息调理身体，身体的疲惫感和整体的精神状况已经无法正常工作。

于是，我根据她的身体情况，制订了专属她的何氏养生360° 机能调理方案，当然我们再好的方案和团队为她调理，也需要她的配合。开始我一直在担心她是否会像以前一样，三天打鱼两天晒网，因为只要她不坚持，效果是出不来的，可是出乎意料的是，完全不用我去提醒她到店的时间，她会在我们说好到店的前一天跟我确定我的时间，她整整休息了半年没有上班。在这半年中，她非常配合我做调理，告诉她平时应注意的饮食作息习惯，她也很配合地在坚持，经常还跟朋友约去爬山，锻炼，经过半年的调理，她的身体有了明显的改善，她对自己总结说：“我是从鬼门关走过一趟的人，什么重要也不如有个健康的身体重要，不要等失去健康再重视，那就晚了。”她也希望用自己的亲身经验告诉身边的人，让大家重视健康，爱护自己。

这样的案例在我们何氏养生馆举不胜举。就在前几天一位美女病人找到我，希望我能够根据她的情况帮助她调理一下。她30多岁，用她告诉我的话说，就是“老身体不行了，走路胯骨疼，坐着腰疼，没一个好地方！”

我与她进行了细致的沟通，原来她刚去医院进行体检，是腰椎间盘突出，医生说还是严重性的需要做手术，但是根据她的身体情况，目前还不能做手术，只能找专业的地方简单护理一下！

于是这个美女就到处寻找养生馆，后来有人向她推荐了何氏养生馆，于是她来想请专家帮助她分析一下，看具体怎么调理。

正好那天我在店里，于是她找到了我，通过检查，我为她设计了养生调理方案。第一阶段先做何氏养生360° 人体机能调理，因为这个项目调理快，见效快，就答应现在可以做了，在操作过程中我告诉这位美女客户身体内这些硬性的东西就是影响她这些问题的根，因为问题是多种原因引起的，要综合调理，360° 人体机能调理是六大步骤调理，所以我与美女沟通，让她配合调理时间和在家的一些调理方法！

我们双方都很努力，做到第五次时，也就是不到一个半月，美女感觉症状基本不见了，就去医院又做了一个检查，医生说有效果但不太明显，但是这个美女听后心里暗想还是效果不错。

当她再次到店时她很兴奋地告诉我，医生说她情况已经有好转！我听后也替她高兴。在后来我帮她调理的过程中，她配合得比之前更好，因为她相信只有她配合，她的病可能在第六次或者第七次就可能完全康复了。她的信心也给我给了很大压力，同时也给了我很多自信，经过三个月的调理奇迹发生了，她的腰椎间盘突出真的好了。

这个美女到店里告知喜讯的时候兴奋得几乎要给我跪下磕头，她完全没有想到通过调理可以治愈好在别人眼里无法治愈的病，这也正是我们何氏养生技术独特之处，只要你信任我，将你的身体交给我，我们就会尽一切办法，尽最大可能让你身体康复起来！

# / 第十章 /

# 我们养护每一个客户的灵魂

1. 一念心决定了你生活的质量
2. 放下本不属于自己的东西
3. 放慢生活节奏，让生活品质更高
4. 不要自己去为难自己
5. 换位思考让你豁然开朗
6. 信仰的力量

# 1 一念心决定了你生活的质量

佛祖手捏一枝花，问众弟子，此为何意？众弟子不明白佛祖的意思，都回答不上来，此刻只有迦叶尊者对佛祖微笑答道：拈花瞬时间，一念成佛，一念成魔！佛不度我，我自成魔。佛祖感叹道，看来只有迦叶尊者才懂我的心啊！

人有七情六欲，七情指一般指七种感情：喜、怒、哀、惧、爱、恶、欲。六欲，指凡夫对异性所具有之六种欲望：色欲、形貌欲、威仪欲、言语音声欲、细滑欲、人相欲。其中，最伤人的是怒，伤人最轻的是喜。如果你不能四大皆空，那么我们就需要将怒、哀、惧、爱、恶、欲向喜转化。这样的人生才能算是快乐的人生。

可是，很多时候当我们对别人做的事情不满意的时候，第一反应就是怒，这样导致我们对这个人或厌恶，当你厌恶这个人的时候会对这个人充满着敌意，她成为了你眼中钉，每当看到这个人，你就会觉得心里不舒服。也许对方并没有在意，或者更没有注意到曾经伤害到了你，在意的只有自己，我们在讨厌别人时损伤的是自己的德行与道行。既然如此，何不让自己看到别人对自己的伤害的时候，能够在瞬间原谅对方，将顷刻可能爆发的愤怒转化成为喜，转化为心平气和的对待呢？

这就需要我们很好地掌握一念心。一念成佛，一念成魔。当别人冒犯了我们的时候，我们能够换位思考，能够理解对方的无意，能够理解对方内疚的心情，我们不去追究别人的责任，反而安慰对方不用自责，不仅显示我们的宽宏大量，更主要是增长了我们的德行。这就是一念心的正念，即为正能量。如果别人不小心犯错了，你大发雷霆，不依不饶，甚至将别人的无意认为是有意而为之，出言伤人，动手打人，最终不仅伤害了别人，也损伤自己的德行，这是一念心的反念，即为负能量。

我们在养生的道路上如何能够将负能量转化成为正能量这才是养生的真谛。只有我们不断修炼，才能在瞬间将反念拉向正念，才能真正拯救自己的人生。

我们经常看到这样的案例。两个关系还不错的朋友，由于意见不合，对方随口说了一句，一念成魔，怒气一下子爆发了，如果对方道歉还有缓和的余地，可是对方却是一个认死理的人，彼此都不让步，于是两个人由最初的争吵，最后演变成挥胳膊打架。有时候想想其实两个人争吵的矛盾点小得不值一提，只要当时彼此克制住情绪，稍微沟通一下，就不会发生后面的事情，可是彼此都没有克制住，心魔爆发了，最终的暴力对抗就产生了。

我们在街边捡到一个钱包，关于这个钱包如何处理正是考验我们一念心的最好案例。如果你捡起钱包，发现钱包里面有很多的钱，立刻占为己有，那么就是反念，魔性占据了上风；如果你捡到钱包，能够想象到丢失钱包人的着急，并且立马寻找各种途径联系失主，这就是正念，佛心占据了上风。一念心之间，非佛即魔，一念成佛，一念成魔。

当我们爱上一个人的时候，我们能够找到爱她的千万个理由。但是真正爱上她的原因可能很简单，比如你看到她的背影，或者她对你莞尔一笑，或者她一个撩发的姿势，就在那一瞬间你被感动了，你立刻喜欢上了她。于是，你通过更多的渠道去了解她，发现了她更多的东西，你真正的爱上了她，可能你早已忘记了最初真正感动你的原因。

同样的道理，当你恨一个人的时候，可能原因也很简单，比如对你出言不逊，比如对你做了龌龊的事情，总之他给你留下了深刻的坏印象，就在这一瞬间，你的心魔就产生了，以后该人无论做多么光荣或者伟大的事情你都觉得此人虚伪，进而对这个人更加讨厌。甚至只要看到这个人你的心里就不舒服，你办事情也不顺利，倒霉接二连三发生在你的身上，你不由自主地将这些不愉快都怪罪到曾经得罪过你的人身上，于是你的心魔越来越重，越来越恨他，本来身上还有很多的优点，现在满身的缺点，因为你的反念已经占据了你的正念。

人的一念心决定了自己的生活：如果一个人心地清净，以无我的精神为众生服务，那他就会以智慧超越生死而得到极乐解脱；如果一个人心地染污，处处以我为中心，他就会因为执着而烦恼不断，以致扰乱众生。佛法讲万法唯识，三界唯心，就是说我们每个人的心念决定着我们的生活环境。

我们做养生其实就是养心，就是养灵魂。很多客户生病了，并非是身体本身得病了，而是心病了，因为心魔占据了他的内心。

有一个客户，她上大学的时候她的同桌是学霸，经常受到老师的表扬，但她自己确实是学渣，经常挨老师的批评。她没有将同桌作为奋斗的榜样，奋起直追，而是将同桌作为仇人一般，处处恶搞同桌，制造各种对同桌不利的事情，同桌每次只是一笑了之。虽然如此，但并没有影响到同桌的学业，同桌的学业一直保持在前列，并且保送研究生。这更让她生气了，可是由于她没有能够考上研究生，没有在一个学校，无法报复自己的同桌。于是，她想办法搞臭自己的同桌，后来她竟然让社会上的人去揍她，结果同桌报案了，顺藤摸瓜，她也被抓了起来。她的人生有了污点，不仅影响到自己的工作、生活，同样影响到了她的心情，时间久了她生病了，她的整个生活乱了。

每个人都有自己的人生轨迹，我们不要试图改变别人，进而改变自己的人生。认真地生活，踏踏实实过自己的日子。每个人的成功都有艰辛的付出，我们都应该以他们为榜样，然后用出色的成绩证明自己并不差，而不要做那些既伤害别人又伤害自己的事情，但是很多时候我们心理的天平失衡的时候，我们不是伤害别人，而是自己搬起石头砸自己的脚。

所以，我们在生活中要不断提升自己的德行，还需要锻炼我们开阔的心胸，当我们因为别人生气、郁闷、怒气的时候，一定要让自己冷静下来，让自己的正念占据反念，让自己顷刻顿悟，这样最终只能是自己伤害自己，与其这样何必去生气、郁闷、怒气呢？何况我们这样并不能改变别人什么。这样想得多了，我们的心胸就开阔了，我们的视野就开阔了，我们的生活才能更加有质量，身体才能更加健康。

## 2 放下本不属于自己的东西

舍得不仅是一种做人处事的哲学，更是一种做人处世的艺术。凡是胸怀慈悲的人都懂得如何舍，凡是拥有大智慧的人都敢于舍。只有敢于舍，才能有所得。只有肯舍的人才能得到更多的东西，不断寻求得到的人可能失去更多东西。这就是富人与乞丐的区别。人类不断向这个社会索取更多的东西，因此我们背负了更多的负担。比如环境的恶化，人类健康危机的出现，都是我们只想得而不愿失去所导致的结果。

佛教里对舍得有更为精准的解释，也许有助于我们更能理解舍得对我们每个人的重要性。“舍得”者,实无所舍,亦无所得,是谓“舍得”。也就是说，这个世间的万事万物都在舍得之中成就自身。小舍小得，大舍大得，不舍不得。不舍不得，舍就是得。这好比一个篮子，里面装满了各种蔬菜瓜果，再想装下其他的东西不可能了，只有减去一部分篮子里面的东西，才有可能往篮子里面装下更多的东西。好比手中只有十元钱，买了甲就不能买得乙，要想买得乙那么只能舍去甲了。

舍与得就像水与火、乾与坤一样，既是互相对立，相生相克的矛盾，又是相辅相成，存在于我们每个人的心里。如何能够达到舍与得的和谐统一，这才是真正的大智慧。

我相信这样的故事大家读过不少，但每读一次都能够让我们的心灵得到一次洗礼。

有个小女孩将自己最喜爱的一块手表不小心弄丢了，于是整天茶饭不思，闷闷不乐，父母亲都很着急，怎么劝说也没有办法，没有多少日子，带她去看医生，医生说这是心病，也没有办法治疗。

后来，父母只好带着女儿来到神父目前请求帮忙，神父听完女孩父母亲的诉说，决定来帮助一下这个女孩。神父来到病床前轻轻地对女孩说："孩子，如果你今天不小心丢了一千块钱，你还会不会再丢掉两千块钱呢？"

女孩说："当然不会！"

神父又问："那你为何要让自己在丢掉一块手表之后，不仅要丢掉两周的快乐，还有丢掉两周的健康呢？"

女孩听到之后，沉思了一会儿，突然顿悟了，立刻从床上坐了起来说："对，我拒绝再损失下去，从现在开始我要想办法，再挣回一块手表的钱来！"

就这样，困扰女孩的问题解决了。

其实，我们每个人都有可能不经意失去一些东西，但是我们不往前看，老是纠结在自己所丢失的东西上，我们不仅可能失去更多的东西，还有可能失去健康。让我们心平气和地看待这一切，懂得舍与得，其他交给时间来处理吧！

人生本来就有输赢，就有舍得，正是如此人生起伏不定，不仅是对我们人生的考验，更是对我们自己的磨炼。但是无论痛苦也好，失意也好，一定要有承受能力，而不能只接受赢，只接受得，当舍与输出现的时候放任自流，破罐子破摔，这样的人只能成为生活中彻底的失败者。

舍得不仅是一种做人处世的哲学，也是一种管理的艺术。每个企业家在管理企业的时候都会遇到舍与得的问题，尤其在客户的谈判之中，当我们时刻都保持着想得，而不想舍去一些利益的话，有可能双方的生意就此搁浅，只有彼此舍弃一些自己的利益，共同让步才能促成最终的合作。

有人采访李嘉诚的儿子李泽楷，问他的父亲交给他什么样的赚钱秘诀。李泽楷很坦然地说，自己的父亲并没有交给自己赚钱的方法，只是交给自己做人处世的道理，他说父亲这样告诉自己：假如他和别人合作，如果他拿7分合理，8分也可以，那他拿6分就可以了。也就是说：他让别人多赚2分。所以每个人都知道，和李嘉诚合作会赚到便宜，因此更多的人愿意和他合作。你想想看，虽然他只拿6分，但现在多了100个人，他现在多拿多少分？假如拿8分的话，100个人会变成50个人，结果是亏是赚可想而知。

其实，这就是一种舍得精神，虽然看似挣得少了，却得到了更多的合作，结果挣到了更多。如果当初对方一分利润也不会让，那么对方可能只是一锤子买卖，更不会有更多的人与其合作，更不会有他今天如此庞大的产业链。

我们这里的一个客户，整天找邻居吵架，一看到邻居就生气，一想到邻居就生气。原因很简单：多年之前，邻居家的孩子考上了名牌大学，后来邻居买了名牌车，再后来邻居儿子找到了一份很好的工作，娶到了漂亮的儿媳妇……

嫉妒的心理让她对邻居产生了仇恨，多年之后，邻居虽然生意失败，日子过得还不如自己，可是她依然记得当时邻居风光的样子，自己曾经日子过得不好不敢当面发泄“仇恨”，现在邻居日子过得不如自己了，终于敢发泄了，于是时不时找邻居吵架……

这种病人就是不懂得舍弃自己内心垃圾所导致的疾病，不仅自己气出病来，而且还伤害到别人，伤害别人对自己有什么好处吗？没有一点好处，何必如此呢？

一个人要想拥有快乐的心情就必须懂得舍弃，这样才能得到阳光的心情。就像一个装满了水的辈子，要么喝掉，要么倒掉，才能再装，这个道理我想每个人都明白，可惜很多时候大家都不愿去面对这个道理，自己折磨自己。

人生实难，大道多歧。你不可能走遍天下所有的路过后，再来选择一种自以为平坦稳妥，不出丝毫纰漏的路来走，世界上没有这等千载难逢的好事，等着你去捡个大便宜。人生是一次性消费，既然选择了就要无怨无悔，风雨兼程。在这个过程面对更多的舍与得的选择，想一想如果为了暂时的快乐而得到，还不如放弃让你内心留下更多的空白装下你人生更丰富的东西！舍得是一种精神，是一种领悟，更是一种智慧、一种人生境界。

## 3 放慢生活节奏，让生活品质更高

在物质越来越飞速发展的今天，我们应该越来越幸福才对，可是我们身边越来越多的人感觉到幸福感的缺失。原因很简单，快节奏的社会，超负荷的工作压力，不仅让我们为了生活无暇顾及自己的身心灵健康，甚至为了生活不得不去做损害自己身心灵健康的事情。

我们都知道长期熬夜工作就是一种自杀，但是为了生活我们又不得不去这样做。在这种快节奏的压力之下，我们没有精力和时间去思考人生的意义和生命的真谛，纯属是为了生活而生活，让我们忘记了自己出发的初衷。

因此，我们追求一种慢生活。慢生活是一种回归自然的生活，是一种生活情趣，是一种意境。慢一些的生活方式也是一种积极的生活方式，是一种健康的生活心态，是一种虽然富有但内心深处依然充实的生活态度，慢生活是一种虽然贫穷但依然乐观的生活姿态。

当我们放慢脚步，让我们有更多的时间和精力去培养我们思考问题的方式方法，面对坎坷解决问题的能力。尤其当下，经济的快速发展，给我们每个人创造了更多机会的同事，也制造了很多前所未有的生存压力。面对竞争激烈的生存压力，让我们每个人的神经处于极度紧张的状态，让我们心烦气躁，产生消极思想，不仅让我们每个人的生活起伏不定，更可能引起整个社会的浮躁。我们每个人又生活在这个社会之中，无路可逃，无力反抗，那我们只能调整心态，知足常乐，心平气和地面对人生中遇到的这种挫折。当你着急无力解决超出我们能力之外的问题的时候，不妨放慢一步，让我们冷静地想一想解决问题的办法，可能问题本身很简单，但由于我们着急解决问题，将自己逼得太紧，走向了思考的极端，只有冷静下来，也许我们会豁然开朗，发现另外一条解决问题的通道，何乐而不为呢？

我有一个朋友就是我学习的榜样。每次我们开车出去办事也好，还是玩也好，尤其在北京这种交通环境下，堵车是最普通的事情，当别人着急得如热锅上的蚂蚁一般——团团转，不停地抱怨，不停地看时间，我的这个朋友却一点都不着急。每当堵车的时候，他总要下车站在马路上眺望一下，很兴奋的样子，嘴里还念念有词："原来以前每次经过这里，只是经过，从没有下车看这里的风景，没有想到站在不同的角度上，每次都是看到不同的美景啊！"

我的朋友这么一说，本来焦灼的我也跟着他去看风景，的确，同一条路我们是经过无数次，但只是匆匆忙忙地路过，从来没有停下脚步，以观赏的角度去看我们所经过的风景，因此我们错过的不仅是风景，更是美好的生活。就如那句广告词说的：人生就像一场旅行，不必在乎目的地，在乎的只是沿途的风景和看风景的心情，让心灵去旅行……

我的这位朋友也是我认识的朋友中读书最多的人，这让我很奇怪，就像我们做企业做管理，每天总有开不完的会，解决不完的问题，数不清的饭局，哪有时间和精力去读书，但是她说她每天都有时间去读书。比如，路上堵车，可以拿出书读一会儿，会议前读几分钟，甚至上厕所可以读点，睡觉前也可以读书……她说读书不仅是一种学习，更是一种休息，而且这种休息也可以收获很多东西，丰富知识，修炼心灵，增加气质……

的确，在这个高速发展的社会，我们总是匆匆忙忙，错过了多少美好的时光，放慢脚步，我们才有可能体会生活带来的酸甜苦辣。

我们只有放慢脚步，才能欣赏到更美的风景，在著名的阿尔卑斯山的顶峰有一块提示牌：放慢脚步，欣赏风景！我们的人生就像爬山，不见得山顶的景色是最美好的，最美好的景色在我们一步步爬山的过程中。有的人一边爬山，一边欣赏风景，收获的不仅是一幅美景，而是更多的美景，更多的好心情。当你直达顶峰，我们虽然有会当凌绝顶的感慨，但只有那一幅美景，那一种心情。

我们服务过很多客户，大多数家里非常殷实，却并不幸福。就像我们这里的客户张姐，她老公是北京一家上市公司的董事长，两个儿子一个女儿，大儿子在美国做生意，做得不错，世界各地都有自己的产品，二儿子和女儿在北京都有自己的生意，在北京核心地段有好几套别墅，名牌车三四辆，张姐无事可干，经常约一帮姐妹出国游玩。本该说她这样的生活是多少人羡慕的，但是她并不幸福。每次到我这里她总要痛哭流涕地诉说一番，原来张姐与自己的老公的父亲是战友，后来在文革的时候张姐的父母亲被分派到农村，所以一直在农村生活到20岁，突然有一天老公的父亲与自己的父母亲联系上了，不到三个月张姐就远嫁到北京，嫁给比自己大8岁的丈夫，后来，生儿育女，直到今天……

就像这种看似很幸福其实并不幸福的原因就在于，走得太快灵魂跟不上了脚步，一个农村生活了二十年的姑娘，突然面对比较殷实的生活，她不知道怎么过自己的日子，虽然这么多年过去了，但在她内心深处，依然无法忘怀，现在整个家庭富裕了，却缺少了更多的关爱，让她的灵魂是孤单寂寞空虚冷的。如果张姐能够有一个逐渐富裕的过程，在关爱的环境中，她可以是世界上最幸福的女人，但是欲戴王冠必承其重。

我经常劝身边的朋友不要羡慕别人幸福的生活，有些人的幸福是表面的，有些人的幸福对她来说是幸福，对你来说是灾难。无论富有还是贫穷，只有过我们自己真正的生活才是最幸福的。更不要为了追求某些东西而跳跃中间某些环节，每个事物都有自己的发展规律，你所跳跃的环节总有一条会双倍要你偿还。

放慢脚步，一步一个脚印地生活，这才是最踏实的生活。当一切生活过得那么匆忙的时候，我们成了时间的奴隶，而不是我们去支配时间。慢下来，我们生活的压力才能减少，而不再是行色匆匆。幸福生活需要细细品味，生活需要慢慢享受。慢是一种心态，慢节奏是一种生活的态度，这是一个每个人都在跑的时代，但是我坚持用自己的步调慢慢走。慢节奏的生活，才是一种最好的心理疗养。慢节奏，能让身心放松，自得其乐地享受简单素雅的慢节奏生活。

## 4 不要自己去为难自己

贪婪是人的本性，因此，在现实生活中，我们拼命想获得我们想要的东西，或者自己没有别人拥有的东西。一旦获得紧紧地攥着，不肯放手，唯恐被别人抢去。攥得太紧，时间太久，即使曾经多么完美的东西也会失去了光华，因此，再美好的东西也变得不那么美好，甚至变成为手中的垃圾，即便如此依然不肯放手。久而久之，我们手中无用的东西越来越多，我们想要的幸福越来越少。很多时候我们明明知道这些东西已经对自己无用，但依然舍不得扔掉，担心自己的竞争对手抢去。如此反复，任凭自己的欲望膨胀，最终使得自己不堪重负，让自己的人生变成了一场痛苦而无聊的游戏。

快乐的人生需要轻装上阵。要想轻装我们就必须放下一些东西，解除让你痛苦的根源，放下哪些已经失去的东西，放下曾经伤害过你的，放下不曾拥有但心里依然挂念的东西，解脱心灵、释放自我，在尘世的喧嚣中聆听生命的真谛。

人生的命运充满着变数，灾难经常突然来袭，对我们的人生造成致命的打击，如果我们始终沉浸在过去的伤害之中，不懂得放下，走出痛苦，那么我们的人生将充满了灰色。

我曾经在一篇报道中看到这么一个女孩，发生在她身上的故事可以说让我震撼。她叫琼妮，是一家电视台的摄影记者。1992年她在萨拉热窝进行采访的时候遭到了流弹的袭击，一颗子弹穿透车厢的玻璃，正好击中她的脸部，她的大半张脸被炸开花了，颧骨被打得粉碎，牙齿也没有了，舌头也消失了。

琼妮被送到诊所急救，当医生看到她的时候有些绝望了，认为她不可能存活了。但是任何一个医生不到最后一刻是不会放弃的，于是，给琼妮做了第一次手术，接下来做了二十多次的手术，后来奇迹发生了，琼妮站了起来，回到了工作岗位。此刻，她已经没有了大半张脸，下颌毫无感觉，而且在脸部还残留着弹片……但琼妮没有放弃，她要求继续上前线进行采访拍摄。她还幽默地说："我到前线说不定还能找回我的牙齿和舌头呢！"她甚至想认识一下那个突袭她的枪手，有人问："你见到那个枪手之后怎么办？"琼妮说："我会请他喝一杯，问他几个问题，比方说当时射击我有多远？"

琼妮面对厄运的乐观态度证明她是一个具有坚韧毅力的女孩，正是这种乐观的性格让她迅速地摆脱了挫折的阴影，积极地投入到新的工作中去。

如果她是一个不懂得放弃痛苦的人，那么她的人生将彻底陷入黑暗，直至生命的终结。但是她懂得放下，懂得怎么去生活，虽然她没有了脸，没有了牙齿和舌头，但是这一切已经不重要了，重要的是她自己还活着，这就足矣，剩下的只能是放下包袱想尽一切办法开心地生活了。

我们经常劝大家开心快乐地生活，有人就会反问什么是快乐？其实，快乐很简单，只要你想快乐就可以快乐，关键在于你想不想。快乐是血、泪、汗浸泡的人生土壤里怒放的生命之花。只有受过寒冷的人才感觉得到阳光的温暖，也只有在人生战场上受过挫败、痛苦的人才知道生命的珍贵，才可以感受到生活之中的真正快乐。

所以，当我们面对痛苦和灾难的时候，一定要面对它，而不是逃避，尤其当一些灾难大于我们所能够掌控的能力之外的时候，我们不要瞻前顾后，不要拒绝面对，而是接受事实，唯有如此，我们才能掌控自己人生的平衡木。

我们这里来的客户，有的人虽然离异很多年，但依旧单身，并且在每次调理身体的过程中都会将自己结婚及离异的过程说一遍，虽然有的离婚并非是自己的原因或者自己能够掌控的，但这么多年过去了，依然不肯忘记，甚至我发现逢人就说，每说一次就痛苦一次，每痛苦一次记忆更加深刻一次，在这种反复诉说与反复折磨中单身过着自己的日子，不肯开始新的爱情，担心再受伤害……

有一个客户十多年前与人有纠纷，于是双方告上了法庭，结果他赢得了这场官司，赔偿了他很多。官司赢了他应该高兴才对，恰恰相反，在他的心里莫名其妙地悲伤，仿佛好像自己不是赢家而是输掉了官司一般，他知道这样不好，而且影响到家庭生活及工作，可是这个念头一直闪现在他的脑海，怎么驱赶也驱赶不开，这个困扰一直纠缠了他十多年……

更让我有些不解的是，有一个客户多年前在马路边看到有人打架，很血腥的场面在他的心里留下了烙印，这么多年一直放不下这件事，总感觉这件事就是发生在自己的身上。所以，无论干什么事情的时候都小心翼翼，唯恐这种场面发生在自己身上，他身边的朋友都不愿和他一起玩了，觉得他干什么事情毛手毛脚，瞻前顾后，缺少男人的气魄，这让他痛苦不堪……

其实这些人最终导致身体不舒服，一个重要的原因就是不懂得放弃曾经的不愉快。有人说想得太多，快乐也会变成烦恼。如果每个人都惦记着曾经过往中的不愉快，那每个人都满脸愁云，这个世界将会变得阴暗无比。

所以，我们要学会放下，因为放下是一种解脱，放下是一种顿悟，放下是一种选择，放下是智慧的生活绝招。学会放下，压力、痛苦、烦恼就会离你而去。你的人生才能变得大度从容，才能充满色彩。放下的过程也是得到的过程。当你紧攥双手的时候，手里面什么都没有；当你放开双手的时候，整个世界都在你手中，这就是放下的智慧。

## 5 换位思考让你豁然开朗

妻子正在厨房炒菜，老公在她的旁边指挥个不停："慢些炒，小心，火太大，炒焦啦！赶快把鱼翻身，油放得太多了吧！"

妻子脱口而出："我懂得炒菜，不需要你在旁边指手画脚！"

老公平静地答道："我知道你会炒菜，我只是让你明白，当我在开车的时候，你在旁边喋喋不休，我的感受如何……”

其实这是我们家庭日常生活中经常碰到的案例，老公以其人之道还治其人之身，让自己的妻子学会换位思考。

说到换位思考，首先想到的一个词语就是“己所不欲，勿施于人”，也就是我们将心比心，设身处地。它要求我们能够将自己的内心世界，如体验，思维方式转换成对方的立场，对方的思考方式，进而达成一种理性的沟通，为理解对方奠定基础。换位思考，首先要做到对人对己同一标准，再则就是宽人严己。

换位思考，就是用自己的心推及别人。你自己希望怎样生活，就会想到别人也会希望怎样生活；自己不喜欢别人这样对待自己，那么你就不要这样去对待别人；你希望能够得到大家的理解，那么你也应该学会理解别人。总之，从自己的内心出发，推及他人,去理解他人,对待他人。

换位思考实则就是要求我们能够站在他人的角度去思考问题，想他人之所想，急他人之所急。这样人与人直接就会少了很多矛盾，少了很多误会。即使人与人之间不小心产生了矛盾与误会，很生气，但站在对方的角度你就会明白对方为什么这样做了，有时候我们看着是对方的错，但是换位之后才发现原来是自己的错。曾经纠结我们多年的疙瘩，只是我们一直没有换位思考，让这个疙瘩折磨自己很多年，一朝换位思考了，想明白了，豁然了，一切问题都解决了。只要不是原则性问题，我们都可以去宽容比人，都值得我们换位去思考。这样不仅伤不到别人，更伤不到自己。

我们经常说很多人生病并非是病本身所导致的结果，而是心理出现了问题，进而影响或者是通过身体上的病凸显出来。

有很多病人就是因为不懂得换位思考，与家庭的每个成员、工作中的同事等都不能够很好地相处，成为了一只“刺猬”，这并非是她的本意，可是面对这种情况连她自己都不知所措。

我们有一个客户，动不动就头疼，去过无数次医院，用各种先进的医疗设备也没有检查出得了什么病。

于是经常到我们何氏养生调理头疼，每次到这里她总是唠叨个不停，一会儿抱怨婆婆对自己不好，处处针对自己，观念守旧；一会儿又埋怨丈夫，整天只知道在外面瞎忙，从来不懂得关心体贴自己，甚至怀疑丈夫在外面有女人了；一会儿又埋怨女人不懂得孝顺自己，不听话，总是与自己作对，老爱看那些没有用的“思密达”“欧巴”有什么营养；单位的老板就是吸血魔王，总是让自己加班，却不给加班费；那些同事个个阿谀奉承，拍马溜须，没有一个人是好东西……

每次我们在进行心理“排毒”的时候，她痛哭流涕，歇斯底里，之后能够好一段时间，过一段时间又头疼了，又找我调理。

后来通过她的诉说，我终于了解清楚她的家庭状况和工作环境了。当再一次哭诉完毕之后，我问她：“你有没有尝试着换位思考，来解决你的烦恼呢？”

她突然莫名其妙地问我：“换位思考，我为什么要换位思考？都是他们的错，我干吗要替他们思考？为他们推卸责任？”

然后我给她逐一分析了为什么要换位思考的原因：

你今年40岁，你婆婆75岁，你女儿20岁，你婆婆生活在艰苦年代，又没有接受过多的知识文化，她看待问题和处理问题的方式方法肯定与你不一样，这你应该理解，如果你没有办法理解，你换位一下，假如你今年75岁，出生在婆婆生活的那个年代，你面对你今天的做法有没有怨言？会不会也像婆婆一样呢？

你的女儿20岁，她生活的年代与你相差20多年，他们面对的是新社会、新思维、新方法，他们接受的新鲜的事物是你那个年代所没有的，你现在没有办法理解你婆婆，就像你女儿没有办法理解你一样，同样的道理。如果你站在女儿的角度你就可以理解女儿有多么的讨厌你，也理解女儿为什么叛逆了。

你说你老公对你不好，你老公带着上百人的团队，每天起到比鸡早，睡得比狗晚，每天累死累活，你却规定你老公如果晚上喝酒或者不喝酒只要11点后进门就睡客厅沙发，不让进卧室。第二天当你还在睡的时候你老公已经上班去了，你有沟通的时间吗？你想想你们买的房子、车子等费用，是你老公开销得多还是自己开销得多？如果你是你老公你会怎么做？

你说你们的老板老让你加班，你整天一到办公室就开始在网上购物，不能按照要求保质保量地完成工作任务，你不加班谁去加班？如果你是老板，这样的员工还敢留吗？

你说员工不好，你除了购物就是八卦同事之间一些鸡毛蒜皮的小时，让同事之间矛盾重重，你让同事怎么去喜欢你呢？别人整天八卦你，给你造谣，你是喜欢她呢？还说讨厌她呢？

你不想别人这么对待你，那么你先别这样对待别人。

我说完之后，反应很激烈的她顿时冷静下来，她没有再反驳我，而是沉思着，很长一段时间没有发话，之后说，我的确这点做得不好，我从来没有替他们着想过，我想我应该为他们着想着想了……

从那之后她再也没有来找我调理头疼，只是偶尔打个电话问候我一下，在电话里全是她开心的笑声……

换位思考的实质是对交往对象的切身关注，深入对方的内心世界。只有理解他人，才能与人为善。如果我们不懂得欣赏他人，就难以接纳和理解他人，更谈不上奉献爱心。当我们以挑剔的眼光看人时，所获得的往往是讥笑、不满、愤怒和误解；当我们以欣赏的眼光看人时，就会获得尊重、信任、感激、理解和友善。我们对周围的事物应多持欣赏的态度，多一分欣赏，就多一分理解、多一分友善、多一分爱心。

换位思考就像是魔法石，改变并润滑着人与人之间相处时的磨合，构筑了沟通的平台，结果是双赢，深刻的道理，往往是简单的，而简单的道理，做到了就很不简单。

学会换位思考应对自己多加约束，多加限制，对别人多加宽容，多加体谅，多一分包容与理解，多一点体谅与信任，遇到问题从多种角度去思考，去认识，必将收到事半功倍之效果。在人生的舞台上，你将不会为角色所困，学会换位思考，你必定会是一个轻松自如的角色演员。

## 6 信仰的力量

我经常听到大家时不时说，我们不是缺钱而是缺少信仰。那么信仰到底是什么呢？信仰是一种灵魂式的爱，是人类的一种基本情绪，信仰是以自身为根本的同类产生的一种爱，通过人的情绪，大脑所激发的无限渴望。信仰则是以人类灵魂作为标杆。

在浩瀚的宇宙之中我们是渺小的，甚至在自我欲望与理性冲突中让我们常常感到束手无策，这让我很疑惑，甚至怀疑自己。于是，我们寻求超越，寻求永恒，甚至通过某种修炼让灵魂更圆满，去实现、去掌控灵魂之外的一种无形的超能量。

因为信仰的力量是无穷的，所以人类需要信仰为自己确立价值与目标：塑造完美的英雄，或营造美好的“来世”。人类可以以此增强生活的信念，确定前进的方向和目标。

人类从诞生就打破了这个世界的平静，悄然发生着变化，改变着这个世界。但人类与其他生物却有着很多不同，关键点就是人类有思想意识，这使得我们会观察我们所面对的这个世界，会反省我们自身的问题。这种意识伴随着人类诞生而产生，便有了信仰，也可以说有人的地方就有信仰。但不过每个人关注点不一样，所以我们心中最为神圣的信仰也因此变得千奇百怪，甚至迷失了自己的信仰。

我们何氏养生馆的使命就是为客户的健康保驾护航，我们就想通过为更多的客户服务，积德行善，让我们的人生得以圆满。这就是我们的信仰，但实现信仰的道路是曲折的漫长的，但我们有信心。

记得我最初组建何氏养生团队的时候，每个部门每个员工都能够紧密地组织在一起，以至于任何一个团队都不愿意将自己的知识经验与其他团队进行合作，导致以部门为单位的小项目大家都能互相配合保质保量地完成，但是当面对大的项目需要每个部门的员工相互配合的时候，往往以失败告终。

这样的结果很让我苦恼，但是由于“身在庐山不识庐山真面目”，我一时找不到解决问题的办法。

后来，我分别问每个部门的领导，每个部门的员工，让他们分析一下出现这种问题的原因是什么？他们反而问我一句，我们部门的东西属于我们部门的机密，为什么要分享给其他部门，如果我们分享给了他们，他们超过我们了怎么办？顿时，我不知如何解答，但我同时也明白了解决问题的办法。

于是，我向全体员工倡导让他们停止向其他团队封闭自己知识和经验，建立信任，团结合作，以我们何氏整体的业绩作为考核标准，而非每个小部门考核，并且鼓励让每个人贡献自己的专长，为大家分析经验教训。那些外派学习养生技术和经验的员工，回到何氏养生必须全盘、毫无保留地将自己所学到的通过课程的形式教给其他员工，如果做不到以“知识贪污罪”进行惩罚。

大家的目标一致了，工作热情也高了，工作效率自然也提高了，更重要的是他们认识到高效的工作是每个人的成功梦想，而对成功的渴望需要被点燃。

如果我当时给员工们讲信仰，估计越讲越糊涂，毕竟信仰没有理想被目标现实，员工们未必能够理解，无法理解就不可能达成共识，更不能转化成为动力。所以，我认为信仰最基本的实现方式之一就是为目标而奋斗。员工为了实现何氏的目标努力工作，何氏的目标实现了，我们每个人的信仰就实现了，我们积德行善了，我们每个人的人生就圆满了。

当企业管理者以乐观的心态面对一切的时候，无论遇到什么困难都不会给困难困住，都能够打破这种束缚，把自己乐观的能量辐射出去。当你具备强有力的信仰，不管遇到什么困难，你的信仰都能指导你解决问题，达到目的。

我们有信仰，我们相信依靠我们保质保量达成每一个客户的需求，我们不需要任何的宣传营销，我们已经拥有很多找上门的客户。因为，我们何氏养生本身就没有自己的销售团队，我们的客户都是依靠别人对我们的好口碑赢得的。

虽然是互联网时代，很多人想通过网络炒作来赢得客户，但是如果你没有真才实学，没有真正的养生技术，即使今天来了很多客户，那也是昙花一现。我们不想将钱花在宣传营销上面，我们将钱花在员工的技术提升上，我们将钱花在为客户调理的设备上，我相信只要我们将我们自己做好，自然有人帮助我们介绍新的客户。

现在我们何氏养生成立了中国大健康产业联盟，把大健康产业上下游的企业召集在一起，我们成立了中国企业家健康管理委员会为企业家的健康保驾护航。我们成立委员会的目的很明确，就是做企业家健康管理这个部门。因为企业家的健康状况严峻性，现在已经迫在眉睫了，我们经常听到哪个企业家或是哪个精英又英年早逝了，其实他们可以不这样去生活的。企业家是我们国家的栋梁，也是我们国家的经济支柱，他们的身体健康了，才会将企业经营得更好，我们的国家才会繁荣昌盛。

另外，我们还成立了中国大健康商学院，旨在健康理念的普及。现在不是人们不爱生命、不爱健康，是人们对健康的这种意识太缺乏。我们要传播这种健康理念，普及这种健康知识，让更多的人去关注健康。我们还会培养更多的技师，为老百姓的健康保驾护航。中国养生文化既然是中国的，我们国家的老百姓也应该享受到它的奥秘之处，也应该得到它的呵护，所以我们中国大健康商学院，就是培养人才普及养生文化的一个地方。

我们还成立了中华养生文化学会，我们会邀请一些或招聘一些我们的专家团队，来进行中华养生方面的这种研发和创造、更新。我们的中医要让它古法新用，而不是一直保留和传承它的原汁原味，更不要融入它的流行，我们要创新。我们要让中医养生为现代的人服务，我们要进行这种学术研究和新技术研发，古法新用。我们何氏企业还是本着我们的12字方针，这个12字方针就是专注、坚持、重复、感恩、责任、使命。以后的工作中还是要践行这12字方针，通过12字方针把何氏养生技术做精、做深，最后做成诚心老店、百年企业！